El cerebro adolescente

NATALIA LÓPEZ MORATALLA

El cerebro adolescente

EDICIONES RIALP, S. A.
MADRID

Preimpresión: produccioneditorial.com
ISBN (edición impresa): 978-84-321-5122-4
ISBN (edición digital): 978-84-321-5123-1
Depósito legal: M-15331-2019
Impreso en Anzos, S. L. - Fuenlabrada (Madrid)

ÍNDICE

PRÓLOGO

PROBABLEMENTE ESTAREMOS DE ACUERDO EN QUE, durante la infancia, la influencia genética y la del entorno familiar revisten un particular protagonismo en comparación con la acción personal biográfica. Un niño es un niño, no un adulto. Caracteriza al entero organismo psicosomático de su persona no estar maduro para tomar, con independencia y responsabilidad, el gobierno de sí mismo y la elección de su proyecto de vida. Hoy sabemos, gracias a las neurociencias, que los cerebros de un niño y de una niña están formando sus estructuras y dinámicas neuronales con diferencias sexuales específicas y de manera muy amplia e intensa. Sabemos también que dicho proceso durará muchos años y, desde luego, alcanzará toda la adolescencia y le marcará el resto de su vida.

Es un lugar común afirmar que la adolescencia es la edad de transición de niño a adulto. Esta definición corre el riesgo de ser una indefinición: el adolescente sería el que dejó de ser niño, pero todavía no es adulto. Entonces ¿qué es? Pues es muy difícil no ser ni fu ni fa. Si la consideramos una edad de mero tránsito hacia la edad duradera, la propia del adulto, la adolescencia será un trámite tan pasajero como arduo y complicado, pues hay mucho trecho entre un niño y un hombre. Podríamos caer entonces en una visión negativa –y bastante frecuente– de la adolescencia: la de creer que se trata de una enfermedad, y que con el tiempo se pasa. ¡Cuanto antes, mejor! Cuando unos padres nos dicen que sus hijos llegan a esa edad, ponemos cara de consuelo, comprensión y ánimo. Y no pocas madres, ante lo inevitable de ese peligroso tránsito, sueñan con que un hijo que permanezca siempre siendo su niño.

Entre muchas, una de las aportaciones de López Moratalla consiste en superar ese saco de tópicos. Presenta la adolescencia como una gran oportunidad de crecer. Es ahora cuando, por primera vez y poniendo cimientos para la vida adulta, el protagonista es la propia persona, "en acción personal". Ahí reside la grandeza, singularidad y trascendencia de la adolescencia, como específica oportunidad de crecimiento. Pero ahí radica también su dificultad. El adolescente ha de iniciarse en el saber, en las artes y en la responsabilidad de "gobernarse a sí mismo", tomando las riendas de su cuerpo personal masculino o femenino. Este cuerpo reorganizará los componentes recibidos de su herencia genealógica y de las influencias de su entorno. Esta pugna por crecer, autogobernarse e independizarse, lleva aparejado, como es obvio, un ponerse frente a lo heredado en la niñez y revisar lo recibido en clave de enfrentamiento y rechazo.

En este marco, López Moratalla nos aporta un valiosísimo conjunto de informaciones, procedentes de la genética y de las neurociencias. De su mano conoceremos los procesos de cambio y maduración del cerebro y, desde esa nueva conformación de sus estructuras y dinámicas, analizaremos cómo incide en su psicología y en su entero organismo somático masculino o femenino. Los dos primeros capítulos explican el cerebro, la herencia genética, y los procesos de construcción de las conexiones neuronales desde la infancia hasta la adolescencia. Tenemos entonces las bases para afrontar el gran tema del capítulo III: las emociones y el modo de controlarlas. Esta cuestión continua tratándose en el capítulo V, dedicado a las bases cerebrales y a la memoria de la propia identidad -¿quién soy yo?-, y se concluye con esclarecedoras aportaciones sobre la empatía, la disposición al don amoroso, y las percepciones psicosomáticas relativas a la afectividad. Mención propia merece el capítulo IV, dedicado la exploración neurológica y psicosomática de las adicciones, hoy una desgraciada epidemia.

Este libro, en definitiva, enseña a canalizar las energías del adolescente, a encauzar y prevenir, e incluso a rescatar de naufragios. No son consejos procedentes de un ámbito moral o pedagógico. Su contexto es el científico: el que procede de un concienzudo análisis de procesos genéticos y neuronales. Ahí reside su extraordinario valor y utilidad, no solo para el encuentro multidisciplinar sino para la sólida fundamentación de una correcta praxis psicológica y educativa. Padres y madres se evitarían perplejidades, errores y desesperanzas leyendo este libro. Es muy cierto que, como padres de adolescentes, somos aprendices. También lo son los abuelos, cuando sus nietos llegan a esa edad. Es propio de los aprendices cometer errores. El peor de ellos, tal vez, es suponer que todo lo sabemos. Si el lector se reconoce aprendiz y, por profesión o por familia, tiene adolescentes a su cargo o en su vida, experimentará que el "tiempo es oro" si lo dedica al libro de Natalia López Moratalla.

PEDROJUAN VILADRICH
Catedrático de Universidad y escritor

I.
¡Ya se le pasará la adolescencia!

¿Enfermedad pasajera o gran oportunidad?

La adolescencia es una fase de la vida que "no pasa" sin más: una parte importante del futuro depende de lo que ocurra en esta época.

El desarrollo del cerebro y su maduración es un proceso dinámico en el que lo recibido en la herencia genética para llegar a funcionar de forma adecuada, requiere siempre entrenamiento, "uso", porque es plástico. Por ello, cuando hablamos de "cerebro infantil" o "cerebro adolescente" estamos refiriéndonos a la estructura funcional que se alcanza en esa personal combinación de naturaleza –lo recibido–, con la educación, el entorno, la cultura..., y las propias experiencias y decisiones.

La mayor interacción de los tres elementos –herencia, entorno y vivencias– se produce precisamente en la etapa que nos ocupa, la adolescencia.

Hace ya varias décadas que la adolescencia dejó de ser el periodo de tránsito, relativamente pacífico, que se inicia con la pubertad y acaba con la madurez de la primera juventud. La necesaria transición desde la dependencia del núcleo familiar a las relaciones interpersonales y sociales, se vio siempre acompañada de cambios emocionales y mentales. Cambios en la motivación, en los impulsos y las emociones. Además, el cerebro se hace receptivo a la aparición de nuevos estímulos psicológicos, como los sexuales, reflejándose el conjunto en una revolución del mundo afectivo personal.

Siempre fue necesario aprender a vivir de la vida misma, y la ayuda de los padres y educadores fue más o menos imprescindible o necesaria. Ciertamente esta etapa de la vida supone un equilibrio inestable entre cabeza, corazón y desarrollo de las capacidades propias para ejercer actividades. Los procesamientos cognitivos, emocionales y ejecutivos tienen diferente velocidad, y su maduración lleva diferente ritmo. Integrar estos sistemas y regularlos requiere estrategias adecuadas de control.

Es preciso considerar que en la época actual se han producido muchos cambios, sin vuelta atrás, que además se han dado en poco tiempo. Demasiado poco para un cerebro que se ha adaptado a los cambios de la vida social y cultural a lo largo de los dos millones de años que el hombre lleva sobre la Tierra.

Nos corresponde, por tanto, confiar en la capacidad del cerebro de ser moldeado por las experiencias, lo que denominamos *plasticidad*. El reto de conseguir una buena adaptación de su funcionalidad a los tiempos presentes es inmenso. No obstante, el conocimiento de nuestro cerebro, que permite hoy la neurociencia, es tan apasionante como para querer aprender cómo es y cómo funciona.

Pero antes de señalar esos cambios y sus efectos sobre la maduración, debo dar al lector una buena noticia. Durante mucho tiempo el galimatías de regiones, áreas, núcleos, etc., que describen la anatomía cerebral, con nombres a menudo difíciles, nos hizo a muchos desistir del estudio del cerebro, a pesar del interés en conocerlo que nos despiertan los temas del cerebro y la mente. Aquí necesitaremos usar algunos términos especializados de las neurociencias –núcleo *accumbens*, *precúneo*, etc.–, pero la experiencia muestra que la aventura de meternos y entender el cerebro de un adolescente es lo suficientemente fascinante para que los nombres, “la jerga” empleada, nos llegue a resultar familiar.

Más aún, si tenemos en cuenta el cambio radical que han dado las neurociencias actuales en relación a la funcionabilidad del cerebro. En efecto, años atrás, los científicos centraban su atención en la medida de las áreas activadas o silenciadas, mientras los participantes en los experimentos realizaban la tarea que se les asignaba. De ahí que las expresiones del tipo "la sede de la conciencia", "las emociones están en", llevó a pensar frecuentemente que lo mental –pensamientos, afectos, deseos...– "está en el cerebro". Pero evidentemente no es así: en el cerebro solo están las células, las neuronas con sus terminaciones, que constituyen la *materia gris*, y las grandes fibras que permiten comunicar áreas cercanas o distantes, formando la *materia blanca*.

Los avances que los investigadores están consiguiendo, nos están permitiendo ver el cerebro "en acción". Hoy en día, afortunadamente, empleando técnicas de imagen avanzadas, entendemos de circuitos y redes, de conexiones por donde ha de pasar la información, y de mapas mentales que nos orientan en los espacios geográficos, físicos, afectivos o cognitivos. Lo que importa son las conexiones, los cables que forman en paralelo las terminaciones, llamadas *axones*, por los que pasa a otra neurona la información recibida y elaborada en esa neurona. "Ver" la estructura íntima del cableado del cerebro, y "verlo" en funcionamiento por activación de una red, que además se alía con otras redes, o se suelta de ellas, nos lleva a comprender cómo se va armando la arquitectura funcional del cerebro de una persona desde niño y, tras la pubertad, en la adolescencia.

Se trata, por tanto, de conocer en qué consiste esa onda de maduración biológica del cerebro durante la adolescencia, y cómo se establecen las conexiones entre las neuronas hasta llegar a alcanzar el patrón universal del trazado de las conexiones neuronales. Así llegaremos a saber cómo se desarrollan y manifiestan las capacidades genuinamente humanas.

Aunque hablemos de cerebro emocional, de cerebro ejecutivo o del cerebro de las relaciones interpersonales, no nos quedamos en las regiones, sino en la sincronización de las neuronas, a través de las conexiones entre las células que las integran en esa zona concreta. Neuronas que, por ello, participan en el procesamiento de unas actividades concretas relacionadas con las emociones, la toma de decisiones, etc.

¿Es la adolescencia una crisis inevitable?

El mito de la "crisis inevitable" va tomando una fuerza que hace unas décadas no tenía. La pubertad se ha adelantado –en buena medida por la mejora de la alimentación– y la madurez se ha retrasado –al menos, en lo que supone la edad de la independencia social y profesional–, por lo que la inestabilidad permanece más tiempo, con todas sus consecuencias.

El conductismo[1] ha perdido su fuerza. Conocemos que realmente la inmadurez del cerebro, debida a la edad, no es la causa determinante de la crisis. La causa de la crisis de la adolescencia, con sus problemas emocionales, es más bien el resultado de las influencias sociales y de las propias actitudes sobre la base de una inestabilidad natural del cerebro. Los estilos de vida actuales generan que las temeridades para la vida y la salud –conducción arriesgada, borracheras, relaciones sexuales precoces–, constituyan fenómenos frecuentes entre adolescentes. Incluso conductas que afectan a la salud psíquica del adulto comienzan y arraigan entonces.

Precisamente, la base biológica de muchos trastornos neuropsiquiátricos o neuropsicológicos reside en el hecho de que el patrón

[1] Conductismo: escuela o método psicológico basado en el estudio de la conducta en términos de estímulo y respuesta, como un automatismo que no requiere consciencia. Jean Piaget, el más influente psicólogo del siglo XX, propuso un modelo lineal y acumulativo en cuatro etapas para el desarrollo cognitivo. Las estructuras psicológicas se reducen a estructuras lógico-matemáticas y cada ser humano pasa por esas etapas desde su nacimiento a la edad adulta. Aunque admitió las influencias ambientales, ignoró las implicaciones de las relaciones sociales en el desarrollo cognitivo personal.

universal de la arquitectura del cerebro, un patrón dado por los genes, es directamente dependiente, a su vez, de las vivencias.

Los nuevos estilos de vida están presididos por la velocidad, puesto que queremos alcanzar los deseos y los resultados de inmediato, por el estrés, por la necesidad de emociones positivas constantes, y la facilidad de encontrar respuestas *online* sin necesidad de una búsqueda paciente. ¡Imaginación al poder, y a la hoguera con las normas!, es el grito de guerra.

Todas estas experiencias "atípicas", y muy especialmente el tránsito de las relaciones personales –estar juntos, verse, mirarse, hablarse– a las relaciones por conexión virtual, cambian el cerebro: inciden en el desarrollo de los circuitos funcionales del cerebro y alteran la secuencia natural y precisa de la onda de maduración que, desde la nuca avanza hacia la frente en estos años de la adolescencia.

En la etapa de la adolescencia en que la memoria de la propia vida, la autobiografía, está empezando a construirse, la influencia sobre la identidad y la personalidad de estos estilos de vida es enormemente directa.

No obstante, las palancas que mueven el mundo de los adolescentes han de tener temeridad: al menos, una veta. Sin el placer por el peligro y la fascinación de lo nuevo no arrancaría la aventura de la búsqueda de la felicidad. Ese tiempo siempre será –por la flexibilidad de las conexiones neuronales que da la inestabilidad– el tiempo de las metas ambiciosas, del descubrimiento del amor romántico y de la solidaridad.

Estrategias exploratorias-cognitivas con las emociones al rojo vivo

Durante la adolescencia, el paso de la mentalidad infantil a la mentalidad de adulto requiere un cambio de estrategias que no se logran de forma automática dejando pasar los años.

En esta etapa junto a una atracción por las novedades, que aporta motivación por conocer, hay de forma natural una gran respuesta emocional, una búsqueda de la recompensa inmediata, y una falta de nitidez de los recuerdos que añade sensación, y realidad, de confusión.

El proceso natural de adaptación desde el entorno familiar al entorno social cuenta así con los mecanismos de exploración impulsados por la búsqueda de emociones gratificantes. En la cultura occidental actual, el aumento desproporcionado de búsqueda de experiencias y vivencias guiadas, prácticamente en exclusiva, por la recompensa emocional, facilita respuestas automatizadas, muchas de ellas condicionadas, sin que medie el control cognitivo-afectivo.

Lo más propiamente humano es que lo cognitivo y lo emocional-afectivo es inseparable: lo cognitivo emociona y lo emocional aporta conocimiento. Y, justamente, la tarea de esta época consiste en integrarlos.

Sin embargo, el desarrollo de las estrategias mentales exploratorias y emocionales se ven dificultadas por un sistema de recompensa/castigo, que es fuerte pero inmaduro: en la etapa adolescente el equilibrio es, de por sí, inestable, debido a que en la balanza beneficios/riesgos pesan mucho más los beneficios que los riesgos. No es que los adolescentes no teman los riesgos de las acciones que detectan como arriesgadas, sino que esperan demasiado de las recompensas que esas acciones puedan proporcionarle.

La integración cognitiva-emocional se logra cuando se es dueño del tiempo propio, cuando se alcanza el autocontrol. A grandes rasgos las estrategias mentales-exploratorias de los adolescentes, que avanzan de lo analítico a lo global, se basan en reducir el tiempo de espera de la recompensa, mientras que las estrategias de control emocional permiten dilatar esa espera.

La necesidad de experimentar novedades y la audacia tienen su sentido natural en la necesidad de conocerse a uno mismo y a los demás, y lograr así la autonomía personal. Pero sin un "¡cálmate y piensa!", propio del autocontrol, se dispara la impulsividad: se actúa antes de tiempo, sin previsión y sin valorar bien las consecuencias.

La organización de la arquitectura de las conexiones cerebrales debe alcanzar un grado tal que permita tomar decisiones sopesadas, frenar la impulsividad propia de la juventud, etc. Volveremos a las estrategias más adelante.

Por otra parte, la herencia genética que cada uno recibe hace que durante la construcción del cerebro existan variaciones individuales, que además se potencian con las experiencias vividas, diferentes en cada persona. No hay dos cerebros iguales, ni todos alcanzan la maduración de la región frontal con igual intensidad y a la edad prevista según la biología. Lo que es radicalmente común a todos es que somos necesariamente libres: eso implica que tenemos la tarea de vivir la vida liberándonos del encierro de los automatismos de la biología y de los propios de la infancia, para encontrar un sentido a la existencia y proyectar el propio futuro.

Nunca está todo perdido. Y nunca es fácil. Las vivencias adecuadas inducen cambios en la expresión de los genes que refuerzan el cableado, y permiten alcanzar la autonomía y la riqueza propias de la vida afectiva.

Abrir una ventana por la que introducirse en ese complejo mundo es la pretensión de este libro. «El cerebro es como es –repetía mi querido profesor Jiménez Vargas–, y no como quieren algunos que sea para que funcionen sus teorías».

La construcción del cerebro no acaba nunca

Todas las células del cuerpo humano contienen el mismo material genético (la herencia genética o *genoma*), pero cada tipo celular dentro de cada órgano o tejido tiene un programa genético diferente. Así, únicamente se copian a RNA –y se traducen a proteína[2]– los

[2] La información genética es la secuencia de las 4 moléculas de nucleósidos de *adenina, timina, citosina y guanina*, que forman cada una de las dos hebras del ADN. Un fragmento de ADN –un gen– se expresa cuando la secuencia de esos 4 componentes se copia a RNA; y se traduce a proteínas cuando se copia a secuencia de aminoácidos

genes que esas células necesitan específicamente para su función, mientras el resto se silencian.

La expresión y traducción de los genes se controla mediante un sistema de regulación formado por una serie de factores que no están al principio, sino que van apareciendo en un momento concreto y en el espacio corporal que le corresponde. El mecanismo de regulación más estudiado es una modificación química que se da en la *citosina*, una de las unidades –o *sillares*– que integran el ADN. Esta modificación consiste en la introducción de un pequeño grupo llamado *metilo*. Los grupos metilo, que cuelgan de la *citosina* como banderines, actúan como señales de reconocimiento para que ciertas proteínas se unan al ADN y le indiquen a un gen concreto si debe expresar o silenciar su mensaje.

La construcción del cuerpo sigue la dinámica espacio-temporal de crecimiento y desarrollo de los seres vivos que se denomina *dinámica epigenética*. En cada una de las etapas, los efectos que producen las nuevas proteínas sobre el material genético dan lugar a una retroalimentación de la información genética; es decir, aumenta la información al aparecer información nueva con el proceso mismo. Esta modificación del estado del material de partida, el material genético, en cada fase del proceso hace que el resultado sea más que la suma de las partes. Aparecen, entonces, características nuevas que no estaban en la configuración del material inicial, y en este sentido se habla de que emergen nuevas propiedades.

La *dinámica epigenética* permite que se registre el paso del tiempo y las influencias del ambiente, y que se haga siempre de forma armónica. El ser vivo, se organiza como un todo, y en él cada uno de los órganos y tejidos presentan su propia unidad en el todo corporal.

La formación del cuerpo de cada hombre, a diferencia del organismo de cada animal, cuenta con un plus de información, que se incorpora intrínsecamente a la construcción del cuerpo. Es la

---

que componen la cadena de proteína. Estas proteínas son las moléculas funcionales por excelencia.

información que le viene de su capacidad de relación con los demás y que potencia y retroalimenta la mera información genética y epigenética, aportando un *plus de realidad* a cada persona[3]. Todo aquello adquirido por educación y cultura y las vivencias propias, se combinan para dar la identidad personal, gracias a la *dinámica epigenética*.

Pues bien, el cerebro de cada uno comienza a construirse –con *dinámica epigenética*– durante la vida en el seno materno, pero a diferencia del resto de los órganos y tejidos, su construcción no termina nunca. El proceso es ordenado tanto en el espacio cerebral como a lo largo del tiempo. Unos genes se traducen a proteínas en las neuronas que ocupan un determinado lugar, y lo hacen en tiempos precisos, siguiendo una secuencia concreta. El conjunto de genes de los que depende el funcionamiento del cerebro (el *transcriptoma* cerebral humano), se expresa de modo específico en las numerosas áreas que constituyen este órgano. Como es de esperar, las diferentes áreas según los genes que se traducen o silencian en las neuronas que las forman, coinciden con regiones cerebrales de función definida.

Si sirve el ejemplo, es el cerebro como una orquesta, donde multitud de músicos interpretan sus partituras. Hay piezas en las que tocan, se superponen y se encadenan, y piezas en las que permanecen en silencio, originando como resultado "regiones cerebrales" bien diferentes.

Sin embargo, es una orquesta muy peculiar puesto que no tiene un director que dé la entrada y la salida a unos y otros. Esas grandes regiones cerebrales se subdividen en pequeñas parcelas de neuronas que se caracterizan por las conexiones específicas que establecen con neuronas de otras regiones, y esto siempre en base

---

[3] El cuerpo de cada hombre manifiesta su identidad personal más allá de la identidad biológica, al fundirse intrínsecamente, en unidad, la información genética y epigenética –el nivel biológico– con la información relacional –nivel del espíritu–, en el momento de su constitución.

de su actividad cerebral dependiente de la localización que ocupan. Podemos decir que en la orquesta polirítmica algunos grupos de músicos de cada zona "conectan con la mirada" con otros que interpretan una partitura diferente, y se ponen así de acuerdo para sincronizan sus ritmos.

El cerebro es un órgano plástico: necesita ser usado

La *plasticidad cerebral* es un término que se refiere a la capacidad del cerebro de cambiar y adaptarse para aprender y mejorar sus habilidades cognitivas. Como resultado de la experiencia, la anatomía funcional se modifica. La herencia genética no determina las funciones y capacidades humanas. A lo largo de la vida se crean y amplían unas conexiones, mientras otras se debilitan. El dicho popular que afirma que «lo que la naturaleza no da, Salamanca –refiriéndose a su Universidad– no lo presta» debe ser matizado, ya que no es del todo cierto.

Al nacer, el cerebro tiene millones de neuronas, que se interconectan entre sí, creando un cableado que permite que el impulso nervioso pase de célula a célula. La información del impulso, recibido a través de las terminaciones *dendritas* de una neurona, se procesa en el soma, o cuerpo, y la información pasa a través del *axón* –terminación con capacidad de crecer– a otra neurona, la *célula diana*. El espacio formado entre las dos neuronas que conectan es conocido como *sinapsis*.

En los periodos críticos del desarrollo se crean y organizan las conexiones. En cada etapa, la organización permite la eficiencia local y global del cableado que conduce la información, y las redes se van haciendo paulatinamente funcionales, completas y operativas.

Cada uno nace con las predisposiciones cognitivas necesarias para atender a los rasgos del entorno, que son claves para la supervivencia. Y lo hace buscando información relevante, tanto del medio natural como de tipo social, fruto de la relación con los demás.

Al adivinar y comprender las motivaciones de los demás puede copiar las ideas o inventos más provechosos de otros, innovar y crear. Así adquiere conocimientos por mera transmisión cultural, sin tener experiencia directa de esos eventos.

El nicho del hombre es cognitivo y cultural, por lo que es tarea y responsabilidad de cada uno conservar la plasticidad de su cerebro toda la vida. No se trata, como se ha afirmado, de que no sabemos "todavía" usar todo el cerebro. Lo que ocurre, más bien, es que hay que entrenarlo, y sólo el uso hace crecer su estructura funcional. Y, con ello, las capacidades humanas de cada uno.

Una noticia espectacular e inesperada: el cerebro humano es ilimitado

El cerebro humano es la estructura más compleja y ordenada de la naturaleza. La configura cada uno con su vida, sobre la base de lo construido a partir de la herencia recibida de sus dos progenitores.

Al nacer el cerebro está ya organizado en tres capas concéntricas, se han formado los dos hemisferios cerebrales, cada uno de los cuales tiene unos territorios definidos como *lóbulos cerebrales –frontal, parietal, temporal* y *occipital–*, delimitados por grandes surcos.

El cerebro humano, y solo el humano, tiene una estructura geométrica fractal. Un fractal es una figura geométrica cuya sencilla estructura básica se repite a diferentes escalas y es autosimilar: es decir, que su forma procede de copias más pequeñas de la misma figura. La figura geométrica –un triángulo, por ejemplo– se forma por conexiones entre neuronas, que se repite indefinidamente girando, plegándose, expandiéndose…, etc. sin fin, y tiene cabida en el volumen del encéfalo que encierra el cráneo.

Se puede ilustrar este proceso con el ejemplo del triángulo de Sierpinski, en el que un triángulo puede ser dividido en cuatro nuevos triángulos conectando el punto medio de cada lado, e ignorando el triángulo central. Se dividen una y otra vez con el mismo procedimiento cada uno de los tres triángulos de las esquinas. Si cada vez que se crea un nuevo conjunto de triángulos, se reproduce el procedimiento en los tres triángulos más pequeños de las esquinas, y así indefinidamente, se ve que este procedimiento puede, sin aumentar el tamaño, dar lugar a una cantidad enorme de figuras triangulares, interconectadas.

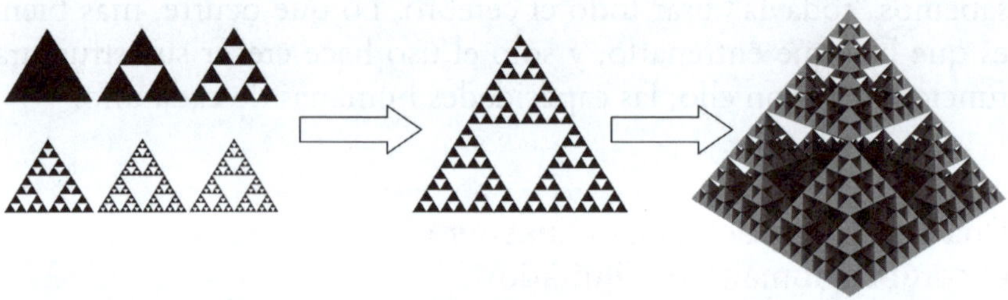

Cuando el proceso de particiones se hace en tres dimensiones, se crea, sin aumento de tamaño, el tetraedro de Sierpinski, una generalización tridimensional del triángulo.

Con esta idea de una geometría fractal presente, consideremos el hecho de que cada una de las más de 100 000 millones de neuronas del cerebro puede establecer millares de conexiones. Se entiende que sean posibles trillones de sinapsis, de interacciones, entre alguna de las ramificaciones de neuronas. Como consecuencia se pueden formar millares de circuitos, en un tejido de fibras entrecruzadas que traza caminos por los que fluye la información en el cerebro; circuitos que se encienden para procesar emociones, recuerdos, ver, oír, etc. O que se silencian, por ejemplo, para evitar hacer juicios que puedan crear distancias entre las personas. Las posibilidades de circuitos que se encienden y apagan en un momento dado son más numerosas que las que pueden alcanzarse en la más larga y rica vida.

Para ilustrar esto, pensemos en un espectáculo de luz y sonido que se realizara en el inmenso panorama del cielo estrellado de una enorme galaxia. Los puntos de luz aparecen poco a poco al espectador que se sitúe en uno de los dos hemisferios de la tierra en una noche sin nubes. Las constelaciones distribuyen los astros formando virtualmente figuras geométricas con nombres propios, como Osa mayor, Orión, etc.

Cada autor del guion del espectáculo podría contar una historia encendiendo y apagando, al ritmo de la banda sonora, diferentes constelaciones, a las que da un significado concreto. Es más, podría integrar una con otra formando una nueva figura geométrica, más o menos irregular y con un significado propio, diferente de las anteriores y más que la mera suma de las dibujadas con los puntos luminosos. De vez en cuando, puede hacerse una pausa para integrar lo anterior, ver qué ha resultado alegre y qué ha sido dramático, y seguir así el hilo para preparar un final feliz, que se cumplirá o no.

Las neuronas interactúan, y se encienden o apagan en sincronía, formando los circuitos cerebrales por los que fluye la información. Estabilizan "constelaciones", o las deshacen. El guion también prevé poder olvidar y no guardar. Nuestro cerebro cuenta y registra paso a paso la historia vivida. El cambio de la arquitectura desde un cerebro infantil a un cerebro adulto, pasando por la adolescencia, se acompaña de la manifestación paulatina de las capacidades propias.

A lo largo del tiempo este proceso sigue el ritmo de los genes y el que marcan las hormonas sexuales y, por tanto, ritmos diferentes en ellos y ellas. Pero en cualquier caso, sobre un ritmo base que es el ritmo de los tiempos que marcan los relojes, cada uno crea su propia melodía, con sus vivencias y decisiones. Cada uno es el director de orquesta de la composición musical de su propia vida.

Esta metáfora sobre el funcionamiento del cerebro puede ayudar a comprender que la historia de cada uno no está escrita de antemano, no estamos determinados. La herencia recibida no nos ata irremediablemente puesto que lo que vivimos, decidimos y proyectamos deja huella.

Es genuinamente humano que del pasado se traigan al presente los recuerdos que seleccionamos y con los que simulamos un futuro; según su evaluación actual decidimos el futuro. Proyectamos la vida según la actualización del pasado, bueno o malo, agradable o desagradable, con la mirada puesta en el sentido de nuestra existencia.

El cerebro no funciona como un todo

No está nunca encendido del todo, ni apagado del todo. Las neuronas, como los astros en el firmamento, están donde están; cada neurona ocupa un sitio fijo en una región concreta de uno u otro de los dos hemisferios, desde que se inicia la construcción del cerebro fetal.

El cerebro funciona por coordinación temporal, a golpe de sincronizaciones: las neuronas tienen que sincronizar sus relojes para poder recibir diversos impulsos de forma simultánea y así procesar la información recibida, elaborarla en su interior y transmitirla a otras neuronas, formando, por ejemplo, el circuito de percepción visual de un objeto concreto.

De forma similar, varios circuitos han de sincronizar sus relojes para integrar los aspectos del objeto: color, figura, movimiento… La nueva sincronización va constituyendo los circuitos en red: red de memoria, de atención, de control, etc. Las redes son flexibles y se asocian entre sí o se disocian, cambiándose la configuración total de lo que está encendido a simultáneo. El conjunto de esas redes, que además conectan entre sí en nodos o puntos concretos por los que pasa la información, se denomina *conectoma*[4].

Lo importante, por tanto, es la capacidad de conectar sincronizando en el tiempo, e integrando en unidad los diversos procesos. Volviendo al símil de la orquesta polirítmica sin director, entendemos que los diversos ritmos se ajustan sintonizando en un solo canal de transmisión; a la misma longitud de onda.

---

[4] *Conectoma* es el mapa global de las conexiones del cerebro propio de cada especie. La organización de las conexiones estructura la dinámica funcional del cerebro.

El puente entre el cerebro y la mente

La mente tampoco funciona como un todo, sino con un código de tiempo: el mismo que el código del cerebro. De forma muy resumida y sólo en tanto necesitamos conocer las características de la psique del adolescente, desarrollamos muy brevemente el puente entre el cerebro y la mente, que hoy conocemos.

La dinámica tanto de los procesos cerebrales como de los mentales lleva irreversiblemente de lo simple a lo complejo, generando nuevas estructuras espaciales, sucesivas en el tiempo, que hacen aparecer propiedades de las que carecían las anteriores organizaciones.

En un solo sujeto los procesos cerebrales sincronizan neuronas en circuitos, conjuntos de circuitos en redes y realizan cambios de configuración de las redes en el espacio físico del cerebro. En paralelo, el patrón concreto de actividad da lugar a una representación mental, de primer orden o de orden superior. La integración en sincronía temporal de las representaciones genera estados mentales, que a su vez se organizan según secuencias temporales precisas en actividades mentales cognitivas, emocionales, etc.

Esta es precisamente la relación cerebro-mente. Al tener la misma dinámica, a cada paso del proceso cada patrón de actividad cerebral, y cada red activada, guarda una relación directa con una representación mental y un estado mental. Destaco esta relación, que en el pasado ha supuesto tanto debate.

> Cerebro y mente no se confunden pero tampoco se separan. La mente capta el contenido, lo formal de cada representación mental. En los términos del espectáculo de luz y sonido a que nos referimos antes, la mente "entiende" el significado concreto de cada constelación. El encendido simultáneo de varias de ellas se traduce en una frase con sentido en la historia narrada.

De hecho entendemos bien cómo un circuito concreto ofrece un patrón de actividad. Así, estamos muy familiarizados con el hecho de que en muchas ocasiones la forma, la estructura espacial, determina las características y propiedades de un compuesto. Por ejemplo, que los átomos de Carbono se organicen de una forma u otra, conduce a que se forme el grafito o el diamante, con propiedades tan extraordinariamente diferentes: aunque ambos sean simplemente átomos de Carbono enlazados.

De igual forma, se sabe de las proteínas que según su estructura espacial tienen una función u otra. Y, además, los cambios que en cuanto a forma pueden sufrir llevan, generalmente, a un cambio o a una pérdida de actividad: la función va unida a la estructura espacial, física.

Por el contrario, entendemos muy poco acerca de cómo la mente trabaja las representaciones mentales. El espacio de trabajo mental no es físico pero si real, y además requiere que estén encendidas determinadas redes y circuitos. La mente no contiene las representaciones mentales o los estados mentales. No *están*, *son*, del mismo modo que en el vino que bebemos están las moléculas de alcohol etílico pero no su fórmula CH_3CH_2OH, que no es más que una representación geométrica de esas moléculas.

A ese espacio de trabajo mental, que no es físico pero si real, lo podemos describir como un "bloc de dibujo mental". Al abrirlo quedan dibujadas las representaciones mentales, aquellas constelaciones que ocupan nuestra atención o que nos interesan en ese preciso momento. Esos dibujos –un jarrón coloreado con forma de ánfora, por ejemplo– no se guardan como recuerdos porque ese espacio es memoria de presente. Si esos dibujos se integran, lo que eran representaciones mentales del jarrón se convierten ahora en un estado de gozo por haberlo visto, en la decisión de comprarlo, etc.

En resumen, el cerebro y la mente funcionan según un código de tiempo: el principio organizador es la secuencia temporal, el orden en que los circuitos, activados o silenciados, son reclutados o son des-sincronizados, de tal modo que lo esencial es el control del tiempo, el autocontrol.

Esta disertación, y más en los inicios, podrían desanimar al lector a continuar leyendo. Pido un voto de confianza. Madurar es adquirir autocontrol, control del tiempo interior, del subjetivo, no del tiempo que marcan los relojes. Desde la perspectiva de que somos seres temporales –el tiempo es subjetivo, es nuestro–, podremos aventuramos a conocer cómo el adolescente adquiere el autocontrol de la madurez. La descripción del proceso de maduración la veremos en el siguiente capítulo. Ahora, acabamos tratando las peculiaridades individuales de la herencia.

Lo recibido con la herencia genética

No todos los adolescentes tienen igual coeficiente de inteligencia, ni la misma inteligencia general, ni son iguales en la habilidad para las matemáticas.

El Q.I. y la capacidad de inteligencia general

La inteligencia tiene tantos componentes, todos ellos entrenables, que, al menos por ahora, no hay posibilidad de realizar una medida real. De hecho, los llamados coeficientes intelectuales (Q.I.), que pretenden evaluar de forma objetiva un conjunto de actividades intelectualmente exigentes, no tienen valor real en sí: aunque sí son herramientas útiles, que muestran tendencias.

Hay personas que desde niños son expertos en cualquiera de las tres capacidades académicas: lectura, escritura y aritmética; de adultos son igualmente hábiles en diversas actividades y normalmente sus Q.I. alcanzan valores altos.

Pues bien, se ha demostrado que hay una correlación entre la inteligencia analítica innata y la velocidad del cambio de *materia gris* a *materia blanca* de la región del lóbulo frontal del hemisferio izquierdo.

La maduración cerebral se realiza pasando neuronas con muchas terminaciones, *materia gris*, mediante poda y recubrimiento con mielina de los axones, a *materia blanca*. En chicos o chicas muy inteligentes, con un alto Q.I., este cambio se da a gran velocidad entre los 7 y los 18 años. Sin embargo, los que presentan una inteligencia media, apenas cambia la velocidad de maduración de esa región cerebral concreta con la edad.

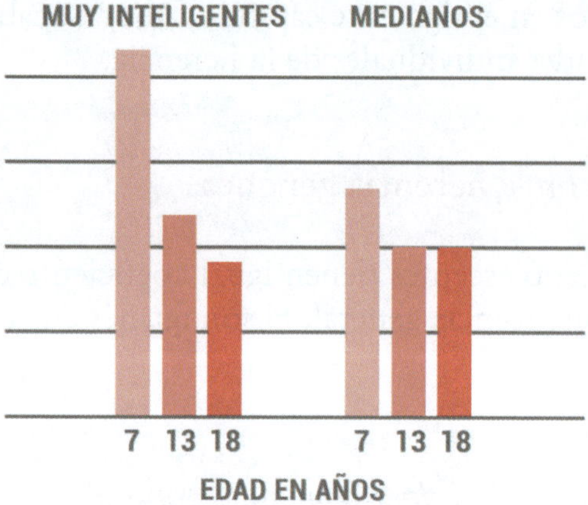

La velocidad del cambio de materia gris –neuronas con múltiples terminaciones– a materia blanca –neuronas podadas y con su terminación axón cubierto de mielina– es mayor para los que tienen mayor inteligencia, medida como valor del Q.I.

Se desconoce si existe un factor genético o epigenético responsable de la velocidad de maduración de esta área. En definitiva, lo que podemos afirmar es que los niños "muy inteligentes" no son más inteligentes sólo por el hecho de tener más o más menos *materia gris* a cualquier edad, sino que el nivel de inteligencia está relacionado con propiedades dinámicas –velocidad de la maduración cortical– durante la infancia y la adolescencia.

Genios, expertos, buenos o malos para las matemáticas

Algunas de las capacidades intelectuales son objetivamente cuantificables, como por ejemplo la facilidad o dificultad para resolver problemas matemáticos. Se han realizado estudios de la arquitectura funcional del cerebro que subyace a las variadas situaciones, resultando otra ventana que se nos abre a la comprensión de los cambios en las estrategias cognitivas de la adolescencia.

Se ha podido analizar el cerebro del alemán Rüdiger Gamm y con ello dilucidar el "misterio" de que su cerebro le convirtiera en una calculadora humana. El secreto era poseer una prodigiosa memoria que aportaba velocidad a los cálculos. Al parecer, usa las mismas redes neuronales que usamos todos para el cálculo y que conectan regiones de los lóbulos frontales y parietales. Sin embargo, mientras las personas "normales" guardamos los resultados parciales –por ejemplo, de multiplicaciones complejas– en la memoria a corto plazo y los borramos enseguida, Gramm aplica otra estrategia: recurre a su memoria episódica, que le permite almacenar y recuperar los resultados parciales de las multiplicaciones de una forma más eficiente y durante más tiempo.

A los expertos en cualquier rama de las matemáticas, según el entrenamiento y como consecuencia de él, se les ha hecho especialmente densa la materia gris de los lóbulos frontales y parietales. Por ello, mientras resuelven problemas complejos activan una red bilateral –que comprende el surco intraparietal y algunas regiones del giro temporal inferior, de la corteza prefrontal y el cerebelo–, lo que no ocurre en el cerebro de expertos en otras áreas como la medicina o la filosofía, por ejemplo.

El aumento del volumen en *materia gris* en las regiones cerebrales que se usan continuamente es muy general. Con la repetición propia del entrenamiento los músicos desarrollan la motricidad fina y los taxistas la *memoria espacial*.

Los no versados en matemáticas presentan una actividad cerebral similar a la que exhiben cuando leen frases incompresibles. Se debe a que tenemos innato un sentido rudimentario para los números, de las proporciones y cantidades, además de la comprensión espacial, desde el que se desarrolla el pensamiento matemático. Y, junto a ese sentido hay en el pensamiento matemático una pequeña participación de las áreas del lenguaje.

El talento básico innato programado para el manejo de cantidades y números es bastante impreciso, puesto que solo cuantifica cantidades. Se va aprendiendo desde que se es un bebé, añadiendo símbolos –palabras o números– que permiten diferenciar. Esto es, el lenguaje y la cultura desarrollan esta capacidad innata.

Capacidad que tiene su sustrato necesario en el *surco intraparietal*, una zona muy profunda en la intersección de ambos hemisferios, que se activa cuando comparamos números y pensamos cantidades.

Los primates tienen áreas cerebrales para la aritmética: en el cerebro de los macacos Rhesus existen neuronas que se activan solamente cuando memorizan un número fijo de objetos, 2, 4, 6, aunque no lo hacen de forma precisa. Esas neuronas se localizan en una pequeña área del *prosencéfalo* y otra del surco intraparietal. Esta última, como ocurre con otras áreas del cerebro de los primates, es "precursora" de la correspondiente del cerebro humano. Lógicamente a ellos les falta la posibilidad de conectarlas para integrar la percepción al conocimiento y conducta de los hombres. Vemos de nuevo que lo necesario no es lo suficiente.

El aprendizaje a veces cuesta mucho esfuerzo. Se empieza ahora a estudiar si algunas áreas corticales, hacia los 8 años, están mejor configuradas en niños particularmente dotados para las matemáticas: serviría para empezar a entrenar a los que no muestran esta habilidad[5].

He de confesar que mi interés por el cerebro de los matemáticos me viene de tener en la familia buenos expertos y un pequeño posible genio matemático. No obstante, considero que es un ejemplo ilustrativo de lo que la genética aporta y de lo que el individuo desarrolla: los genes aportan diferente grado de algunas capacidades,

---

[5] Tal entrenamiento supone potenciar el estilo innato percibir la cantidad, como distancia y como cantidad. Quien ha aprendido a temprana edad las distancias tirando objetos más o menos lejos de sí, no dará como solución buena, por mucha calculadora artificial que use, que la suma de dos valores es menor que uno de ellos.

que los entrenamientos mejoran, máxime si no entrenamos en tareas meramente mecánicas sino en las que nos conectan con la realidad.

Y a lo que vamos: para lo que la infancia no ha superado, la adolescencia ofrece una nueva oportunidad.

No todos son iguales: la fuerza de los componentes del temperamento

El temperamento y, con él, la capacidad de autocontrol de cada uno, tiene un componente innato, genético. Es obvio que no todos sienten el mismo impulso de riesgo. Y también es cierto que no existe "un gen para la personalidad"; pero sí un combinado de muchos cientos, o miles, de cortas secuencias de ADN, cada una de las cuales tiene en sí un efecto mínimo, pero que actuando en conjunto logran un resultado mayor que la mera suma.

Algunos genes relacionados con la producción de neurotransmisores, con su transporte, o con las moléculas receptoras que los captan, tienen claras influencias en el temperamento. En efecto, se ha podido relacionar la preferencia por las conductas de riesgo con cierta singularidad genética. Por ejemplo, se da una relación entre comportamiento arriesgado y la concentración que se alcanza en las neuronas de la enzima *monoamino oxidasa*[6]. Cuanto menor es la concentración de esta enzima, y por tanto mayor concentración de *dopamina*, tanto más se busca el riesgo y su placer característico. En el polo opuesto, las personas con un nivel alto de la enzima y, por tanto, con menor concentración de *dopamina*, experimentan menos el impulso de comportamientos temerarios.

Se están realizando diferentes estudios a fin de conocer con precisión cómo la herencia recibida determina la arquitectura de las conexiones neuronales de los grupos específicos de neuronas. Aunque

[6] Esta proteína interviene en la degradación de la *dopamina*, neurotransmisor clave del sistema de recompensa y castigo.

aún no se dispone de datos definitivos, sí que se conoce que los grupos de células que establecen unas conexiones concretas con las de otras áreas y regiones son iguales; esto es, tienen la misma composición y características, consecuencia de usar los mismos genes.

También es conocido que la herencia genética de cada uno define la arquitectura de las conexiones de neuronas del lóbulo frontal, la que procesa la percepción del tiempo, el autocontrol. Por ejemplo, se demuestra que los pacientes que han sufrido daños en la corteza frontal derecha, experimentan a menudo diversas anomalías emocionales y cognitivas, como el aburrimiento, además de un incremento de las actividades de riesgo y búsqueda de emociones. Por otra parte, los proclives al aburrimiento tienden a percibir que el tiempo pasa muy despacio, lo que repercute negativamente en la capacidad para centrarse en una tarea; presentan un déficit de atención y una concentración inestable. Por el contrario, los que son extrovertidos pero poco creativos, necesitan más estímulos adicionales para alcanzar un nivel óptimo de activación, porque su capacidad de motivación es insuficiente.

Todo ello sugiere una vinculación entre la variabilidad estructural de la corteza prefrontal y las diferencias individuales, tanto en las características socio-cognitivas de alto nivel como en la capacidad de modular las respuestas afectivas.

Este hecho ha quedado demostrado en una investigación con datos de 507 participantes del Proyecto Conectoma Humano, con un rango de edad entre 22-36 años. Puso de manifiesto que las diferencias en la anatomía de la corteza cerebral[7] subyace a las cinco dimensiones o factores que definen la personalidad, descritos por los psicólogos Robert McCrae y Paul Costa: neuroticismo, apertura, extraversión, amabilidad, consciencia o responsabilidad.

El *neuroticismo*, o déficit de estabilidad emocional, define en qué grado una persona es capaz de afrontar sin problemas situaciones

[7] La medida de la estructura de áreas de la corteza cerebral puede llevase a cabo usando cuatro parámetros: grosor cortical, volumen, área de la superficie y el plegamiento de los cables de conexión, expresado como índice de plegamiento.

complejas. Este componente está asociado directamente con variaciones significativas del grosor cortical de regiones frontoparietales –ligadas al autocontrol–, y a variaciones en las regiones por las que se extiende la conocida como red de reposo, que se encarga de procesos cognitivos que generan pensamientos auto-referenciales –especialmente los de contenido negativo–, que son continuamente repensados y rumiados. Se entiende que las personas con niveles altos de neuroticismo presenten un fenómeno desadaptativo que les predispone a desarrollar trastornos relacionados con una alta emotividad negativa, como son la depresión y la ansiedad.

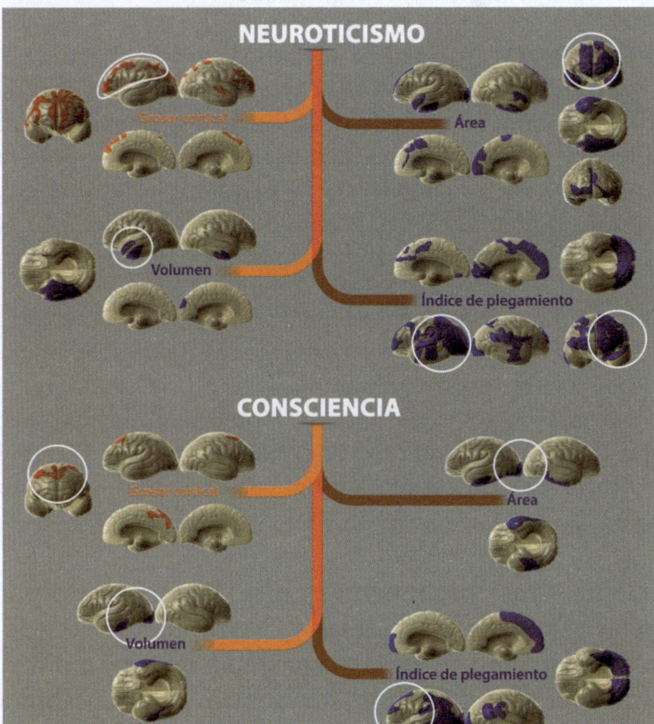

Los valores de los diferentes parametros que miden la anatomía de diversas regiones cerebrales difieren según el factor prioritario de los cinco que definen la personalidad. Por ejemplo el Neuroticismo y la Consciencia o Responsabilidad.

Por el contrario, la *extraversión*, que define el grado en que el sujeto se muestra abierto a los demás, se asocia a regiones corticales posteriores que desconectan la red modo en reposo, muy activa en la introspección, a diferencia del caso anterior.

La *apertura* a la experiencia, frente a la rigidez, es la capacidad de buscar nuevas experiencias personales y concebir de una manera creativa el futuro. Aparece ligada a la maduración de regiones que participan en las vías de la dopamina, orientando la atención y facilitando los flujos de información que median la motivación, la creatividad, el pensamiento divergente y la flexibilidad.

La *amabilidad*, o capacidad de acogida, se refiere al grado en que las personas se muestran respetuosas, tolerantes y serenas, y son empáticas hacia las emociones y sentimientos ajenos. Tienen desarrollada la arquitectura funcional de las regiones occipitales y el polo temporal que participa en los circuitos neuronales implicados en el procesamiento de la identidad y las expresiones faciales: dos componentes del cerebro social que está en la base de las relaciones humanas.

Por último, la *consciencia* o *responsabilidad*, califica en qué medida una persona está centrada en sus objetivos, es disciplinada para conseguirlos, y piensa antes de tomar una decisión. Se asocia con la estructura de varias regiones de la corteza prefrontal, frontal, occipital y temporal, que participan en el control ejecutivo y de la impulsividad por la capacidad de inhibir la búsqueda de la recompensa de forma inmediata.

Normalmente estos componentes no se dan en estado puro. Así, las personas pueden ser decididas y determinadas, con una mezcla de estabilidad emocional, extraversión y responsabilidad. Otras son muy sociales, combinando amabilidad y responsabilidad. Las excesivamente sensibles tienen un nivel más alto de neuroticismo.

En resumen, la arquitectura cerebral subyace y se corresponde con estas cinco dimensiones fundamentales de la personalidad humana. La capacidad de autocontrol es una característica individual, y los rasgos de personalidad están asociados a las configuraciones cerebrales que subyacen a los diferentes aspectos del autocontrol. La red de autocontrol es muy flexible y, por tanto, sobre la base de la herencia recibida se reconfigura con la vida.

No todos tienen igual Resiliencia

La Resiliencia, o resistencia mental, es la capacidad de los seres humanos de superar, e incluso salir fortalecidos de la situación, cuando están sometidos a los efectos de una adversidad.

Existen múltiples definiciones de resiliencia que coinciden en tres características centrales:

1) Las trayectorias de respuesta a un estímulo, corresponden con un retorno, bien de un estado de equilibrio inicial, o bien con ganancia en resistencia mental.
2) Son procesos dinámicos que se van transformando a lo largo de la vida.
3) Surge principalmente de la vivencia de crisis y adversidades, que se superan con éxito.

La herencia recibida aporta, como base, una mayor o menor resiliencia. Por ejemplo, los niveles de la hormona *cortisol*, conocida como "hormona del estrés" actúa como neurotransmisor en el cerebro y se produce ante situaciones de tensión, para ayudarnos a enfrentarlas. Sin embargo, si aumenta excesiva o crónicamente se daña el organismo y se altera el cerebro. Pues bien, en las personas especialmente resilientes, el nivel de cortisol desciende con rapidez; por ello, se recuperan rápidamente y se adaptan bien a situaciones estresantes.

Otro factor innato que distingue a las personas con gran energía mental es que su cerebro produce más factores de crecimiento. Uno de ellos, conocido como *factor neutrófico derivado del cerebro*, potencia la fuerza de las conexiones sinápticas y la construcción de nuevas conexiones, desempeñando un papel importante en la plasticidad del sistema nervioso.

Lógicamente, existen factores de protección, no determinados por la herencia, que moldean la Resiliencia y suponen un apoyo emocional: las relaciones interpersonales, el comportamiento pro-social, una gran empatía y un modo activo de afrontar los problemas. El optimismo se aprende y la resistencia mental, aunque en parte venga dada, puede estimularse y moldearse con entrenamiento.

Para ello, es fundamental la capacidad de aceptar cuanto antes la situación adversa. Esto requiere, por una parte, dar sentido a la propia existencia y ser coherente ante situaciones difíciles. Es un hecho que disponer de recursos –interiores y de ayuda externa– para superar la adversidad apoya y aumenta la resistencia al estrés. También se requiere flexibilidad cognitiva, que permite reanalizar las propias vivencias y actitudes y adaptarse a las condiciones sociales cambiantes.

Está claro que con un punto de apoyo se puede volver "a flote", a pesar de la adversidad. Se trata de aprovechar y potenciar lo que el estrés tóxico no ha dañado.

No todos han tenido una infancia feliz y entran en la adolescencia traumatizados

El maltrato infantil, en cualquiera de sus formas –emocional, psicológico, físico, abuso sexual, negligencia o abandono–, tiene unas consecuencias neurobiológicas claras, ya que altera las trayectorias del desarrollo cerebral afectando los sistemas sensoriales, la arquitectura de redes y la de los circuitos de detección de amenazas, la regulación emocional y el autocontrol.

El maltrato, generador de un estrés tóxico, es el principal factor de riesgo de conducta y delincuencia por conducta antisocial. Aunque las alteraciones cerebrales y conductuales son diferentes según el tipo de maltrato, duración, edad y sexo, todas ellas tienen en común un fallo del autocontrol. Las alteraciones coinciden, en gran parte, con las observadas en personas agresivas y violentas.

Cuando ha existido maltrato en la infancia, se convierten en adolescentes difíciles. Requieren especial atención y una fuerte ayuda para el control de las emociones, de suyo escaso, en esta etapa de maduración.

Concluimos ya. El cerebro de los primates no humanos también madura de la nuca hacia su minúscula frente, de tal forma que los cambios de la organización de la corteza se traducen únicamente en una mayor y mejor conexión entre neuronas. Pero los animales no tienen crisis de adolescencia. Es ley de vida para ellos nacer, crecer, madurar, reproducirse y morir, siempre al ritmo marcado por el *reloj biológico* y con el comportamiento, en cada etapa, determinado por la especie a que pertenecen.

Sólo los seres humanos son únicos: la herencia recibida les aporta una identidad biológica concreta y propia, que subyace a la identidad personal que cada uno alcanza en la tarea de vivir. Y sólo los seres humanos están permanentemente abiertos a las influencias de la educación, a la relación con los demás y a sus propias decisiones.

La transición desde la dependencia del núcleo familiar a la independencia a través de las relaciones interpersonales y sociales, genuinamente humana, exige que el cerebro adolescente humano experimente rápidos cambios.

El sentido de tal inestabilidad es muy profundo: la dotación genética heredada no determina la conducta, sino que es la influencia del ambiente, de la educación, la apertura a la relación con los demás, y sus propias decisiones lo que configura la biología cerebral, de forma que el cerebro resulta elaborado y labrado por cada uno.

Más aun, la configuración cerebral, aunque labrada por cada uno condiciona en buena medida la vida, pero tampoco la determina. Todo tiene arreglo aunque no todo sea fácil de arreglar.

II.
La arquitectura y la huella digital del cerebro en la adolescencia

El cerebro adolescente ¿invulnerable e impredecible?

He palpado con cierta frecuencia el miedo de los padres ante la entrada de sus hijos a la adolescencia. Los cambios en la disponibilidad de las hormonas sexuales durante la pubertad y la adolescencia están implicados en la dinámica de la reorganización estructural del cerebro, específica según el sexo, y diferente para cada uno. Es un hecho evidente que no hay dos cerebros iguales, a pesar de que todos tenemos el mismo conjunto básico de estructuras; cada uno tiene su propia herencia genética, ha experimentado distintas vivencias, ha tenido y tiene diferente entorno afectivo y cultural, etc.

Otro hecho constatable es que el adelanto de la edad de la pubertad, debido a las condiciones de vida y alimentación y a las experiencias precoces, tiene consecuencias. Se empeora el acoplamiento –de suyo débil en esta etapa– entre los sistemas cognitivos prefrontales, que maduran al ritmo de la edad, y la activación de regiones límbicas, muy ricas en receptores hormonales y, por tanto, con un ritmo dependiente de ellas.

Se alarga, con ello, el periodo de inestabilidad con su especial vulnerabilidad. A lo que se suma el vivir en un ambiente más agresivo en estímulos, que favorece una conducta en exceso arriesgada y que predeciblemente alterará el patrón de las conexiones neuronales.

Preocupa que, según los datos actuales, la mayor parte de los trastornos psíquicos y psicológicos de la edad adulta se inician en la adolescencia, precisamente por alguna alteración del proceso de maduración regido por las hormonas sexuales. Obviamente, no se trata de "psiquiatrizar" la adolescencia, sino de conocer mejor las posibles causas que hacen de esta etapa, para algunos adolescentes, una crisis, en la que la capacidad de control y la toma de decisiones presentan serias dificultades.

Las hormonas que pautan la maduración cerebral necesariamente son femeninas o masculinas. La cultura actual tiende a borrar los límites de las diferencias varón y mujer. Sin embargo, los desórdenes neuropsiquiátricos –depresión, desórdenes de ansiedad y alimentación, esquizofrenia, o déficit de atención e hiperactividad– tienen una prevalencia típicamente específica de sexo.

El debate actual sobre el transgénero lleva a sus partidarios a la ceguera de negar lo evidente. La eliminación de las hormonas de la pubertad, y la posterior aplicación de la terapia de sustitución hormonal, para elegir el género como construcción cultural frente al sexo natural, no tiene en cuenta lo que esto puede suponer para el futuro psicológico-psíquico-fisiológico de los niños y adolescentes.

No deja de resultarme paradójico que, por una parte, se defienda que estamos determinados por los genes y no somos responsables de muchos de nuestros actos y, por otra, se pretenda que lo psicológico sea tan fluido que se independice de la realidad de la estructura funcional del cerebro. Recientemente, en un programa de radio –y no es la primera vez ni posiblemente será la última– me acusaban de "biologicista" por empezar la fundamentación por el principio: por lo palpable y medible, en busca del por qué ocurre lo que ocurre.

¿No deberían estos hechos hacernos repensar las teorías que circulan por nuestro entorno cultural y social?

Me propongo en este capítulo mostrar cómo construimos cada uno nuestro propio cerebro, marcando las influencias tanto hormonales como de las vivencias, en esta etapa de la adolescencia en que se estabiliza el desequilibrio natural de una forma u otra.

Es celebre, ya un tópico, la frase de Ramón y Cajal que afirma que «somos arquitectos de nuestro cerebro». Yo suelo añadir algo que oí, aunque no recuerdo a quién, que «somos responsables de nuestra propia idiotez, al menos a partir de los 40 años». Para entonces la culpa no se la podemos echar a la inestabilidad natural aunque se afirme que, ahora y para la mayoría, la adolescencia no acaba antes de los 30 años.

Describiré, saltándome tantos detalles apasionantes sobre la belleza del cerebro humano, las conexiones entre las neuronas que crean los circuitos y redes, y el *conectoma*, el mapa de las conexiones entre las neuronas del cerebro completo. Trataré también el trazado general del cableado del cerebro, que forman las fibras nerviosas, los fascículos y las grandes láminas que organizan la arquitectura funcional. En un diferente trazado general, está el secreto de las peculiaridades del cerebro femenino y del masculino.

Antes de entrar al desarrollo y maduración de la arquitectura funcional del cerebro, nos fijamos en dos aspectos que nos dan la pista acerca de por qué se produce esa vulnerabilidad tras la pubertad, y cómo el *conectoma* puede predecir, y con ello ayudarnos a prevenir, la probabilidad de los trastornos mentales que tienen su inicio en la adolescencia.

El conectoma humano, una huella digital que predice la enfermedad mental

El funcionamiento del cerebro es dinámico: diversos grupos de neuronas forman circuitos al sincronizar temporalmente su actividad. Retroalimentan, con el proceso mismo, la información que fluye tanto por los circuitos como por las asociaciones de circuitos en redes funcionales. La mente interpreta la sincronía como señal de una determinada función, realización de una tarea, sentimiento, etc. La posibilidad de que se produzca al azar tal coordinación cerebro-mente es prácticamente nula.

Más aún, las diversas regiones del cerebro interaccionan unas con otras, gracias a la existencia de puntos nodales que asocian, interrelacionan e integran múltiples áreas cerebrales. Estos *nodos* poseen una alta capacidad para conectar el flujo de información de los circuitos neuronales, establecen el conectoma con tal configuración que es posible cualquier conexión en la totalidad del cerebro. Es decir, las posibilidades de establecer conexiones entre neuronas tienden a infinito[1].

Pues bien, cada persona como arquitecto de su cerebro tiene un patrón individualizado de conexiones cerebrales. Su propio conectoma funcional se puede considerar como una huella digital neural. Y la detección de esta huella, a modo de la huella dactilar, se puede usar como otro recurso para ayudar a explicar aquellos trastornos mentales que tienen su inicio en la adolescencia.

Basándose en los datos obtenidos en un estudio sobre el perfil de conectividad, realizado con unas 800 personas de edades comprendidas entre los 8 y los 22 años, se ha podido identificar una huella única de las conexiones cerebrales de cada participante: el *conectoma distintivo*.

A diferencia de una huella dactilar normal, que es estable y no cambia a lo largo de la vida, el *conectoma distintivo* cambia a lo largo de la segunda década de la vida. En la primera infancia, esta huella dactilar del cerebro está poco definida. Durante la adolescencia temprana se produce una rápida transformación hacia un conectoma maduro e individualizado, que alcanza su máximo a los 14 años.

---

[1] Las conexiones de las que depende la información aumentan a gran velocidad al principio y con el tiempo disminuye la velocidad tendiendo a un valor máximo.

Gracias al alto número de participantes de este estudio, pudieron agruparlos en tres subgrupos según presentaran o no síntomas clínicos. De esta forma observaron que los participantes adolescentes, pertenecientes a los grupos con alta puntuación en síntomas clínicos, exhibían un conectoma menos formado, en comparación con los controles sanos de la misma edad.

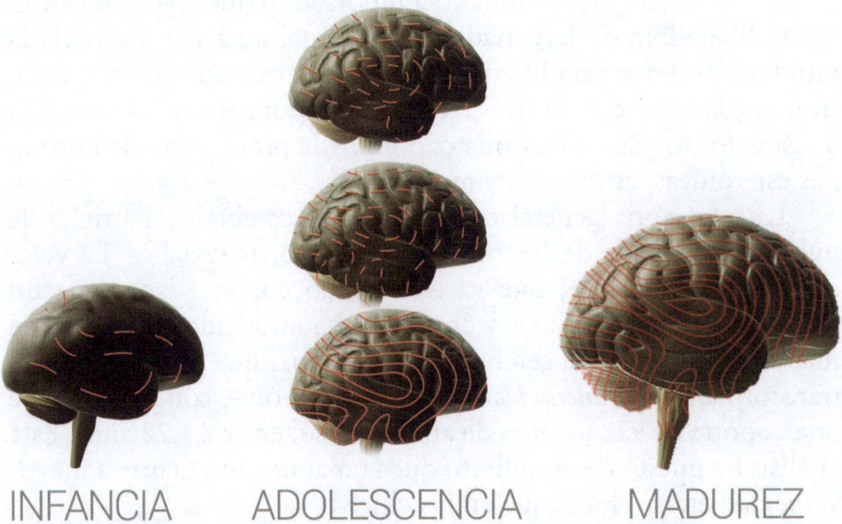

Cambio de la "huella digital" del conectoma, o conectoma distintivo, con la edad. Los participantes con mayores síntomas clínicos (parte superior y media) mostraron conectomas menos individualizados, o menos maduros, que aquellos sin síntomas clínicos (parte inferior media), durante el periodo de la adolescencia, en el que mayoritariamente se inicia la enfermedad psiquiátrica.

Tal huella digital ofrece un sistema para predecir el inicio de la enfermedad mental, lo que podría permitir estrategias de prevención y/o intervenciones tempranas.

El impacto de la pubertad: la disponibilidad de hormonas sexuales

Cuando llega la pubertad, un tipo de neuronas del hipotálamo dan la señal de alarma –al producir la molécula transmisora *kisspeptina*– y se ponen en marcha los procesos de maduración sexual corporal-cerebral.

Se activan así las neuronas del hipotálamo que segregan la hormona liberadora de la gonadotropina. Esta, a su vez, estimula la pituitaria anterior para liberar las hormonas que estimulan el desarrollo de las gónadas, ovarios o testículos, promueven la formación de gametos, óvulos o espermatozoides, y la producción de hormonas esteroideas, estrógenos y testosterona.

La trayectoria general de maduración cerebral, a partir de la pubertad, depende de los niveles de hormonas sexuales. La velocidad de maduración, que va cambiando con la edad, sigue un patrón diferente en chicos y chicas. Se ha estudiado el proceso de maduración global del cerebro –esto es, la pérdida de *materia gris* al transformarse en *materia blanca*, y su expansión–, con los datos de una cohorte de 922 jóvenes de ambos sexos, entre 8 y 22 años. Este análisis ha puesto de manifiesto que la maduración ocurre a mayor velocidad en las chicas que en los chicos.

La construcción del cerebro desde la vida fetal

El crecimiento cerebral

En las primeras semanas de la gestación, el cerebro crece más rápidamente que el resto del cuerpo. A la edad de seis semanas, y 12 mm de tamaño, la cabeza llega a ser dominante. Se multiplican las neuronas y van alcanzando y ocupando lugares fijos en el cerebro en construcción, mediante procesos de migración.

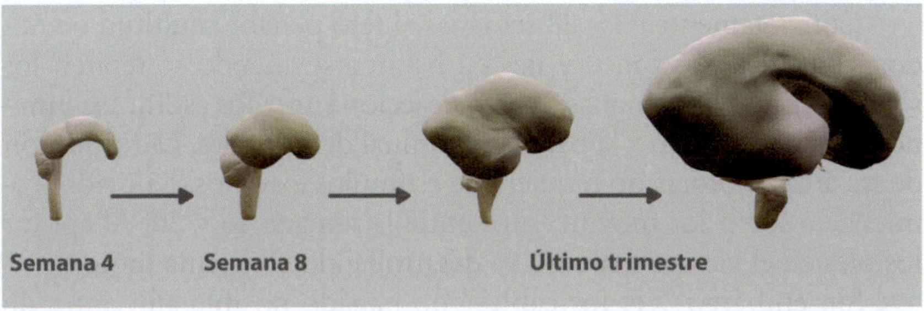

Hacia la semana octava los hemisferios cerebrales se hacen grandes y son prominentes ya las regiones subcorticales del cuerpo estriado y del tálamo. A lo largo del último tercio de la gestación crece en primer lugar el área frontal, y a continuación los lóbulos temporales, parietales y el occipital.

A partir de la mitad de la gestación, los axones se alargan, se protegen con la vaina de mielina y establecen extensas sinapsis entre áreas corticales y subcorticales. Esta formación de *materia blanca* desde la *materia gris* adquiere una gran velocidad entre las últimas semanas, de la 35 a la 41, estableciéndose las bases para el cableado antes del nacimiento.

Los estudios llevados a cabo con bebés prematuros muestran que los circuitos neuronales que responden a los estímulos visuales, auditivos, táctiles, etc., se han establecido ya antes de nacer. Numerosas regiones corticales están activas de forma que al nacer el cerebro tiene ya organizadas las conexiones que permiten realizar las funciones perceptivas correspondientes a esa etapa de la vida.

Uno seguramente se pregunta cómo hacen los científicos para saber lo que ocurre en el cerebro de un feto que vive en el seno materno. Pues bien, contamos con neuroimágenes del cerebro del niño en el seno materno que se han conseguido mediante el empleo de la magneto-encefalografía. Se miden con esta técnica los cambios electromagnéticos que se producen en el cerebro del feto a partir de las señales eléctricas de las neuronas. Para ello, aplican sensores de campos magnéticos en la pared abdominal de la madre. De esta forma se ha observado la activación de las áreas del cerebro del feto que procesan las reacciones a los estímulos ambientales.

Concretamente a las 28 semanas el feto percibe multitud de ruidos, diferencia los tonos y llega a habituarse cuando se repiten los sonidos. Entre las semanas 29 y 37 reacciona ante los estímulos luminosos que se aplican a la pared abdominal de la madre. La formación de las áreas motoras no requiere de estímulos externos. La madre comienza a sentir los movimientos entre la semana 16 y 20. Al apoyar los pies en el vientre materno va desarrollando el sistema motor.

Sin embargo "ver los cables" no ha sido posible aún antes de que nazca.

Uno de los estudios dirigidos a conocer el desarrollo del *conectoma* tras el nacimiento se ha llevado a cabo mediante el análisis del cerebro de 147 niños sanos de entre 3 semanas y 2 años de edad.

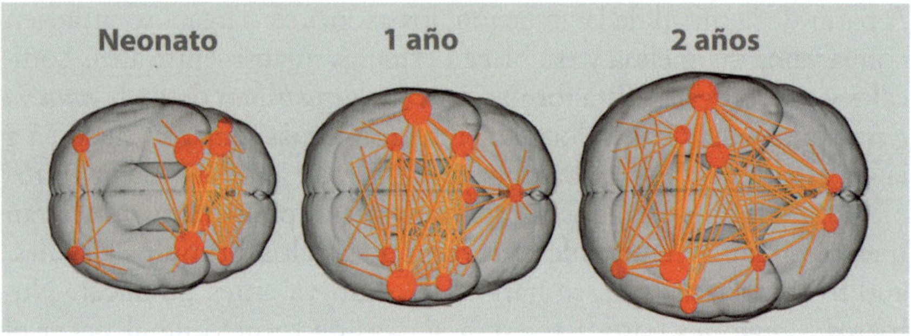

La conectividad cerebral crece con el tiempo.

En el momento del nacimiento, el cerebro ya posee un conjunto de nodos, con conexiones cortas entre ellos y con eficiencia para transferir la información. A lo largo del primer año aumentan las conexiones funcionales de larga distancia, con lo que los racimos de nodos se trasladan a regiones centrales. Hasta los 2 años de edad mejoran las conexiones regionales, permitiendo las funciones básicas especializadas.

Más adelante se producirá la lateralización del cerebro, al desplazarse estos núcleos a los lados derecho e izquierdo. Solo posteriormente se podrán desarrollar las funciones cerebrales superiores.

Desarrollo de la corteza cerebral con la edad, desde la nuca y hacia la frente

Un estudio, ya clásico, realizado por el equipo de Gogtay y Giedd, con infantes de cuatro años a los que se les hacía una resonancia magnética cada dos años, puso de manifiesto un importante aumento de la *materia gris* –crecimiento de las terminaciones dendríticas– en los comienzos de la infancia.

Unos pocos años después, el volumen y la *materia gris* del cerebro empiezan a disminuir siguiendo un proceso secuencial. Se debe a una auténtica poda de las ramificaciones, que elimina lo superfluo: todas aquellas que no se han usado. Al mismo tiempo se mejora la conducción al aislar los axones con la vaina de mielina y asociarse los axones entre sí, generando fibras nerviosas bajo la corteza.

La velocidad de la trayectoria de maduración no es uniforme, incluso no lo es en cada lóbulo. Y también es diferente la edad a que se alcanza el máximo en los chicos que en las chicas.

Comienza a temprana edad la maduración del sistema motor de los lóbulos parietales. Los lóbulos parietales superior y posterior que procesan la información referente al propio cuerpo, alcanzan el máximo volumen de *materia gris* a los 10 años en las niñas, y a los 12 en los niños, para después disminuir en sintonía con el cambio en las proporciones corporales, cambiante hasta los 15 años en las chicas y hacia los 20 en los chicos.

El desarrollo continúa en los lóbulos frontal y temporal. Estas regiones, encargadas de procesos cognitivos y emocionales, no alcanzan el volumen máximo de *materia gris* hasta los 16 o 17 años.

Las regiones de los lóbulos frontales son las últimas regiones en alcanzar su estructura definitiva, y con ello la funcionalidad plena, lo que puede retrasarse incluso hasta los 30 años. Sólo entonces podrá afirmarse que el cerebro ha llegado a la madurez.

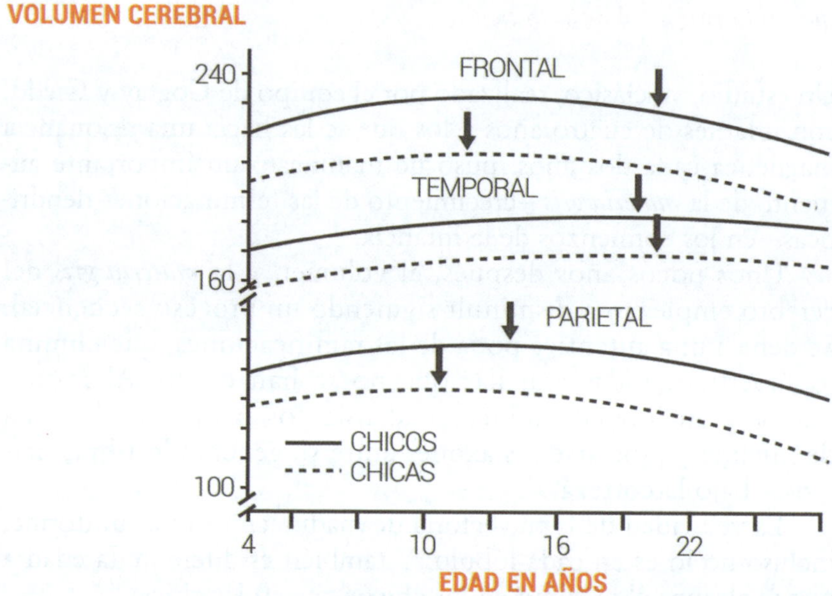

El crecimiento del volumen cerebral, por aumento del número total de neuronas con gran cantidad de ramificaciones alcanza su máximo al final de la infancia. Las flechas señalan el punto máximo de velocidad tanto para los chicos (líneas continuas), como para las chicas (líneas discontinuas).

En paralelo al perfeccionamiento de las facultades cognitivas, la capacidad de estudio, la lectura, la memoria, etc., aumenta el control de las respuestas y la atención voluntaria.

Otro estudio con más de 900 participantes ha puesto de manifiesto que las trayectorias de maduración de áreas concretas de la corteza difieren con el sexo. Entre los 10 y los 20 años la velocidad de maduración de los chicos va disminuyendo progresivamente, mientras que en las chicas, comienza disminuyendo, pero aproximadamente hacia los 16 años, tiene lugar un aumento de la velocidad.

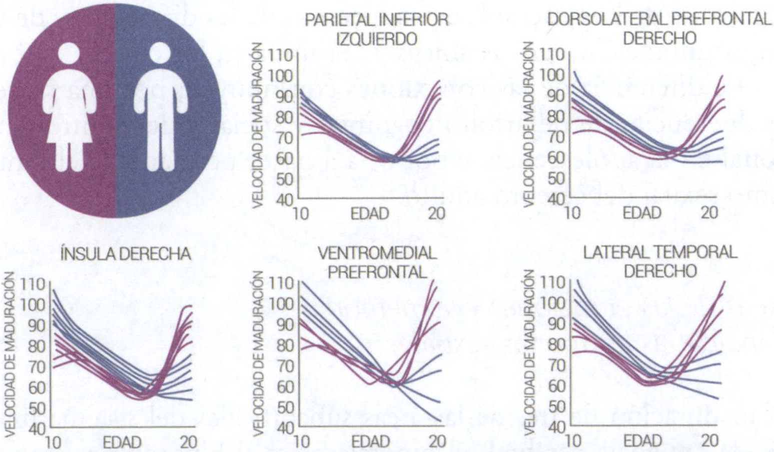

Diferente trayectoria de maduración de áreas corticales en varones y mujeres.

Por tanto, en la pre-adolescencia los cerebros masculinos han empezado ya a reorganizar y optimizar redes secundarias en cada hemisferio. De esta forma, mejoran las conexiones de corta distancia, muy eficaces para el procesamiento de funciones especializadas. Por ello, por ejemplo, procesan con más rapidez que las chicas las tareas motoras y, hacia los 13 años, tienen mayor precisión en las tareas de memoria espacial.

Por el contrario, las chicas alcanzan a esa edad las conexiones entre los lóbulos frontales de los dos hemisferios. Son conexiones entre áreas que incluyen centros críticos del sistema ejecutivo, y también de las implicadas en tareas de cognición social. Una trayectoria de desarrollo coherente con la superioridad femenina en estas tareas.

En resumen, en las chicas maduran más rápidamente las regiones de la corteza frontal que procesan el lenguaje, el control del riesgo, de la agresividad y de la impulsividad. En los chicos las regiones del lóbulo inferior parietal, cruciales para las tareas espaciales. Este patrón universal muestra las diferencias naturales en la maduración del cerebro de las chicas y los chicos, debido a que las hormonas de la pubertad se producen a edades diferentes y de forma distinta: cíclica en las chicas y continua en los chicos.

La diferencia de las conexiones contribuyen, por una parte, a las diferencias de desarrollo cognitivo y social y del control emocional en la adolescencia y por otra a hacer permanente el dimorfismo sexual del cerebro adulto.

Áreas de las emociones y la memoria, diana de las hormonas sexuales

La maduración de tres de las áreas subcorticales del sistema límbico –la amígdala cerebral, el hipotálamo y el hipocampo– es muy sensible a las hormonas sexuales femeninas o masculinas debido a su alta concentración de receptores[2] hormonales. Las neuronas de estas áreas se activan a la edad en que cada uno entra en la pubertad, que suele ser algo más de un año antes en las chicas que en los chicos.

Las amígdalas cerebrales –localizadas en el interior de los lóbulos temporales derecho e izquierdo– tienen una función importante en el procesamiento de las emociones y las relaciones sociales interpersonales con la maduración del cerebro social. Cada una de las amígdalas es un punto nodal que establece conexiones con un gran número de áreas de la corteza anterior en la integración cognitiva-afectiva. En las chicas, se desarrolla más la amígdala del hemisferio derecho –implicada en emociones negativas–, mientras que la del izquierdo –que procesa las emociones positivas– se desarrolla más en los chicos. Se explica con ello las diferencias tanto en la emotividad como en los trastornos emocionales de unas y otros.

---

[2] Un *receptor* es una proteína situada en la membrana célula, o en su interior, que une de forma específica una molécula, su *ligando*. Tras la unión ejerce su acción. Se denomina hormona si llega a través de la circulación, o neurotransmisor si se genera y actúa en el cerebro. Aunque algunas moléculas *ligando*, como las hormonas sexuales, sigan ambas vías, no se distingue el camino seguido y en la práctica se denominan simplemente hormonas.

Los núcleos del hipotálamo, ricos en receptores hormonales, ocasionan que las hormonas de la pubertad generen más interés por la actividad sexual. Con el desarrollo del hipotálamo, el cerebro se hace receptivo a los estímulos sexuales, ya que forman parte de él los núcleos que procesan el comportamiento sexual.

El hipocampo, centro del aprendizaje, de la memoria y de la respuesta al estrés, es una gran diana de las hormonas sexuales. Las fluctuaciones de las concentraciones de estradiol (hormona esteroide sexual femenina), tanto exógenas como endógenas, modulan la morfología y las funciones del hipocampo. Junto a la amígdala, está implicado en la formación y en la consolidación de la memoria emocional.

Se establecen los circuitos que permiten la memoria autobiográfica, imprescindible para la formación de la propia identidad. De ahí que se despierte en los adolescentes el querer saber quién soy y cómo soy.

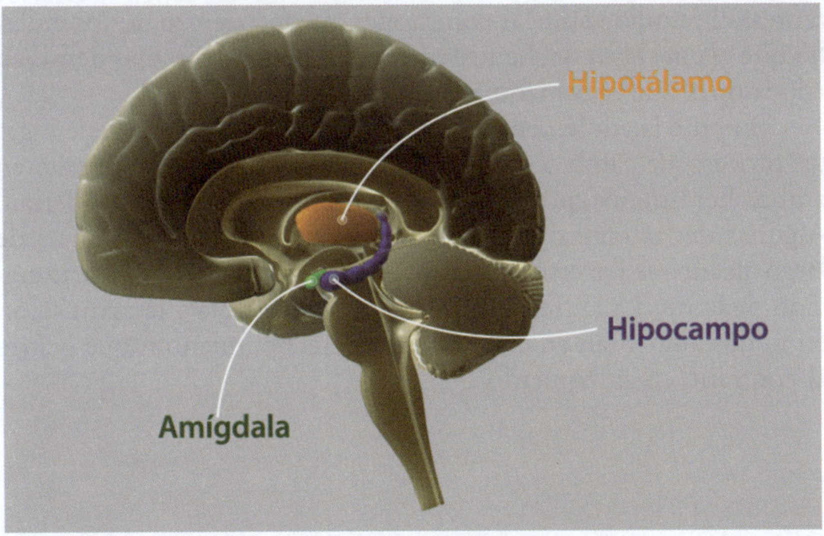

La maduración de tres de las áreas subcorticales del sistema límbico –la amígdala cerebral, el hipotálamo y el hipocampo– es muy sensible a las hormonas sexuales.

Maduración de las conexiones funcionales del cerebro

Conectoma de los dos hemisferios en la adolescencia

La lateralización, o diferente distribución de actividades en ambos hemisferios, es innata. Existe plenamente antes de los siete años, y con el paso del tiempo solamente se producen ligeros aumentos.

Los centros de actividad lateralizados a la izquierda incluyen, entre otras, las áreas clásicas del lenguaje, la región pre-motora lateral, el área motora suplementaria y la red en reposo. Los centros de actividad lateralizados a la derecha incluyen las regiones clásicas de la red de control de la atención, activa durante las tareas que requieren atención a los estímulos, y de la red de prominencia, activa para la evaluación de la relevancia emocional, de la novedad, o de los estímulos externos.

Pues bien, los dos hemisferios presentan conexiones muy diferentes. El estudio sobre las conexiones que recogen 20 nodos muestra que el *conectoma* del hemisferio derecho es mucho más denso en conexiones que el del izquierdo.

Durante la adolescencia, entre los 13 y los 30 años, tiene lugar un proceso de cambio en la arquitectura de las redes diferente en ambos hemisferios, por la acción de las hormonas de la pubertad. Algunas de las conexiones de corto alcance se podan[3] y otras de largo alcance se hacen más densas, siguiendo una onda de maduración de la nuca a la frente. La densidad de la fibra y la agrupación en nodos aumentan en el hemisferio derecho, mientras que ocurre al contrario en el izquierdo.

---

[3] Se denomina *poda* al proceso de eliminación de terminaciones dendríticas de la neurona realizado y regulado por las llamadas células de la *glía*, que acompañan a las neuronas.

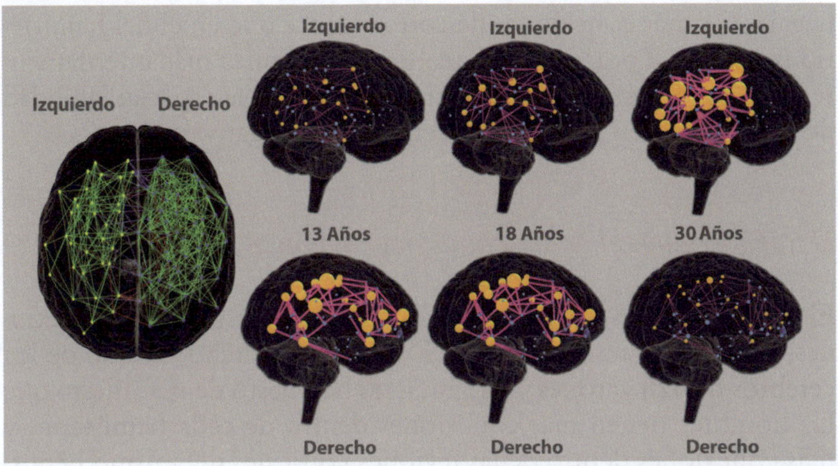

Los hemisferios izquierdo y derecho difieren en el conectoma que se establece con la edad. La intensidad de las fibras y la concentración de nodos varían según el hemisferio.

El conectoma en su conjunto pasa a tener una longitud de recorrido más corto, especialmente en el hemisferio izquierdo, por lo que aumenta la eficacia de aquellas actividades específicamente lateralizadas en él.

Estos cambios son muy intensos en el lóbulo frontal. Las diferencias entre las conexiones de corto y largo alcance, entre las regiones de los lóbulos temporal y frontal de ambos hemisferios, generarán como consecuencia diferencias con las conexiones de las regiones subcorticales.

Un trabajo con 336 mujeres y 225 hombres ha permitido describir el mapa funcional de la densidad de las conexiones en cada hemisferio, para ambos sexos. Destacan las diferencias, según el sexo, de las regiones del lóbulo temporal, implicadas en el procesamiento de las emociones, y las del lóbulo frontal, implicadas en procesos cognitivos, en lo que se refiere a la longitud de la conexión.

Por ejemplo, las mujeres poseen en el lóbulo temporal del hemisferio derecho –que procesa especialmente las emociones negativas– más conexiones de corto alcance que en el del hemisferio izquierdo. Por tanto, el derecho se especializa más intensamente en el procesamiento de emocional y explica la especial labilidad de las mujeres, en general, a las emociones negativas.

El trazado general de las conexiones según el sexo

El diseño cerebral femenino y masculino del patrón de las conexiones, presenta claras diferencias. El análisis de dicho trazado de los cerebros de 428 varones y 521 mujeres ha puesto de manifiesto que los hombres tienen más conexiones dentro de cada hemisferio, y más conexiones dentro de las regiones corticales del mismo hemisferio, por lo que predomina la conectividad dentro de cada uno.

A diferencia, el trazado de los cerebros femeninos conecta más los dos hemisferios, por lo que predomina la participación cruzada entre los centros de actividad situados en uno u otro.

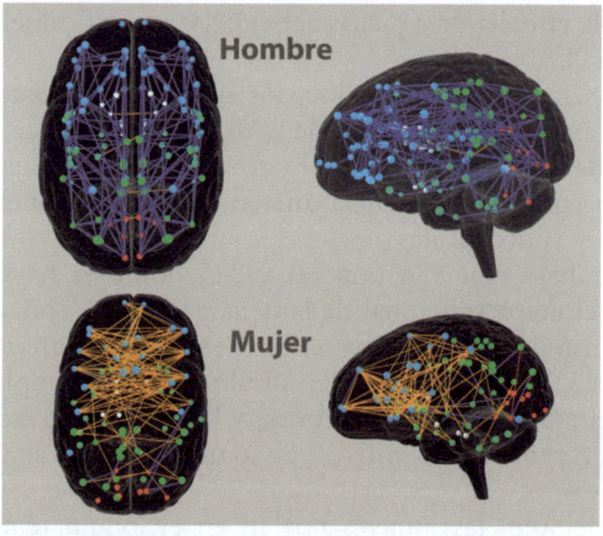

Trazado general de los conectomas masculinos y femeninos.

Esta diferencia es la causa esencial de las diferentes estrategias cognitivas y emocionales de los dos sexos, además de lo que haya podido suponer el diferente acceso a la cultura y los estereotipos de tiempos pasados.

Los cerebros masculinos están diseñados para facilitar la conectividad entre las áreas de percepción de la parte posterior del cerebro, y las áreas de cognición y de funciones ejecutivas del lóbulo frontal izquierdo. Por ello, están mejor capacitados, en general, para el tipo de conocimiento discursivo y analítico, que permite dar soluciones lineales y directas a los problemas.

Los cerebros femeninos están diseñados para facilitar la comunicación entre los dos hemisferios, y así poder integrar más fácilmente el modo de procesamiento analítico y secuencial del hemisferio izquierdo con el modo de procesamiento del conocimiento emocional, más intuitivo y global, del hemisferio derecho. De forma que la unión entre lo cognitivo y lo emocional es más intensa en las mujeres.

La diferencia del trazado general de los *conectomas* genera, además, que las mujeres, por término medio, realicen mejor unas tareas y los hombres otras.

El cerebro de mujer, al ser simétrico debido a la fuerte conectividad entre ambos hemisferios, puede usar áreas de los dos lados para muchas funciones. Además establece conexiones de largo alcance, por lo que se integran fácilmente funciones procesadas en áreas alejadas. En general poseen mejor memoria emocional y mayores habilidades cognitivas sociales. Superan a los hombres en la atención, en la fluidez de palabra, en la memoria de los rostros y en las pruebas de cognición social. También responden de forma más intensa al estrés, con las consecuencias negativas que conlleva en cuanto predispone a la depresión.

Por el contrario, el cerebro de varón es asimétrico y con más conexiones de corto alcance en cada hemisferio, lo que origina que una región cerebral se especialice mejor para una actividad concreta, en uno u otro hemisferio. En general, los hombres tienen mejores habilidades motoras y espaciales y es mayor en ellos la velocidad del procesamiento sensomotor.

Con relativa frecuencia se debate sobre el hecho, científicamente establecido, acerca de la existencia de un diferente trazado de las conexiones en el cerebro femenino y masculino. En el imaginario de la sociedad occidental de hoy, es muy intensa la presión por la defensa de la igualdad hombres-mujeres. Y si sumamos la ideología de la irrelevancia del sexo biológico, a favor del sexo como una mera opción personal, mi discurso resulta "conservador", y "antifeminista". Es curioso que nunca he tenido un ataque personal; pienso que se debe a la experiencia de que no suelo afirmar nada que no tenga base científica. Pienso que el lector agradecerá una aclaración. Vamos a por ella.

Ciertamente todas las capacidades son humanas y pertenecen todas tanto a los varones como a las mujeres. Pero esto no significa que los cerebros sean un continuo sin diferencias por sexo, como si –según afirma la ideología de género– el sexo mismo fuese un continuo en cuyos extremos se sitúa el sexo biológico. De esta forma, añaden, cada uno se sitúa según sus preferencias en un punto más o menos intermedio o más cercano a uno de los polos.

Pues bien, es un hecho que para algunas capacidades –por ejemplo, para la orientación espacial, por citar uno de los ejemplos que ya es un tópico– los varones tienen estadísticamente más facilidad que las mujeres. Insistimos: "en general".

Experimentos, ya clásicos, establecen que lo que son diferentes son las estrategias cerebrales femeninas y las masculinas para realizar una misma tarea. Por ejemplo, hay mujeres que tienen una gran capacidad de orientación espacial, incluso mayor que la media de los varones. Se analizó qué ocurría en el cerebro de un grupo de estas mujeres y en otro de varones, todos ellos con muy buena puntuación en esta capacidad, mientras resolvían un problema mental de orientación en el espacio de una figura geométrica.

El resultado cierra el debate: la trayectoria de las conexiones cerebrales de los varones fue lineal, de la nuca –puesto que el lóbulo occipital procesa lo visual– a la frente –que procesa el cálculo–, y además se observó que la línea de la trayectoria era bastante fina; esto es, usan las áreas implicadas de ambos hemisferios en pequeña extensión.

Por el contrario, las mujeres elegidas, "muy buenas arquitectas", resuelven el problema con la misma facilidad, pero la trayectoria de conexiones usada es la específicamente femenina. La trayectoria se desvía del occipital al temporal derecho, que tiñe cualquier evento del color de la emoción, para volver después hacia arriba hasta alcanzar al frontal izquierdo, y la línea de trazado fue más gruesa: usaban más extensión de las mismas áreas de cada uno de los hemisferios.

Por tanto, es la diferencia del trazado de las conexiones del cerebro masculino y femenino lo que determina una mayor o menos dificultad, en general, en varones y mujeres para tareas concretas. Sea cual sea la dificultad o facilidad concreta de una mujer o de un varón, la estrategia cerebral es específica de sexo. En el ejemplo de la orientación espacial, la trayectoria femenina, que "pasa" por el lóbulo temporal derecho antes de avanzar haca el frontal, explica el hecho de que las mujeres, en general y a diferencia de los varones, se apoyan en los detalles de contenido emocional presentes en el espacio en que han de orientarse.

Otra cuestión diferente es el mecanismo por el cual la diferencia cromosómica XX o XY lleva a cabo el trazado diferencial. No lo conocemos aún. Los mecanismos moleculares de la biología de los procesos son generalmente universales y, como es lógico, se estudian primero en animales. Pues bien, mientras escribo estas páginas, en marzo del año 2019, se publica en la revista *Neuron* cómo se establece la diferencia de conexiones en roedores macho y hembra. En ratas y ratones, en concreto, se han dado habitualmente los primeros pasos para conocer los mecanismos moleculares del cerebro humano.

Las fibras nerviosas y los fascículos en la arquitectura del cerebro

En cada momento del desarrollo y maduración del cerebro, y según qué se esté procesando es esencial la conectividad de que sea capaz a fin de sincronizar el flujo de los circuitos, alguno de los cuales ejerce sistemas de control jerárquico sobre otros.

Existe un patrón general de las fibras de los hemisferios, izquierdo y derecho, formado al final de la adolescencia.

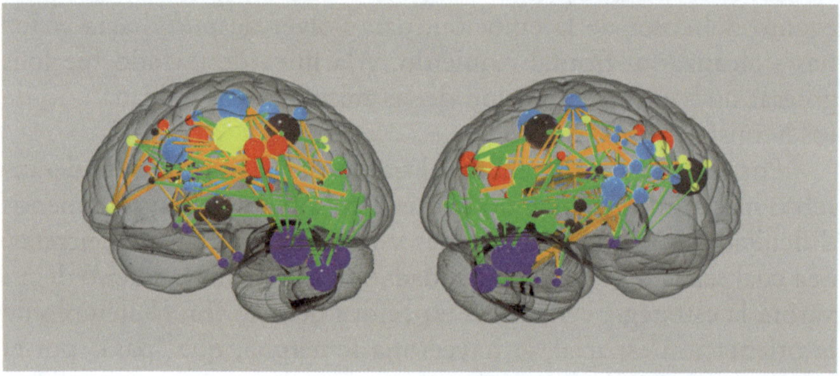

Estructura general de las conexiones de ambos hemisferios al final de la adolescencia.

La capacidad de sincronización temporal de la actividad de neuronas muy alejadas entre sí viene permitida en primer un nivel por el cableado del cerebro a través de las fibras formadas por las terminaciones axónicas de las neuronas. Además por los fascículos de fibras, que pueden atravesar el cerebro.

Por último, las fibras se entrecruzan en forma de una rejilla tridimensional y se reúnen en grandes láminas, formando una arquitectura ordenada según los ejes cerebrales –el dorso-ventral y el rostral-caudal– en cada uno de los dos hemisferios. De forma que constituyen un segundo nivel de la compleja y ordenada organización del cerebro humano.

Como describimos en el capítulo anterior este segundo nivel de cruce de las fibras es lo que hace que el cerebro humano tenga una geometría fractal. Un entramado que hace prácticamente infinitas las posibilidades de encuentro en sinapsis de las más de 100 000 millones de neuronas de nuestro cerebro.

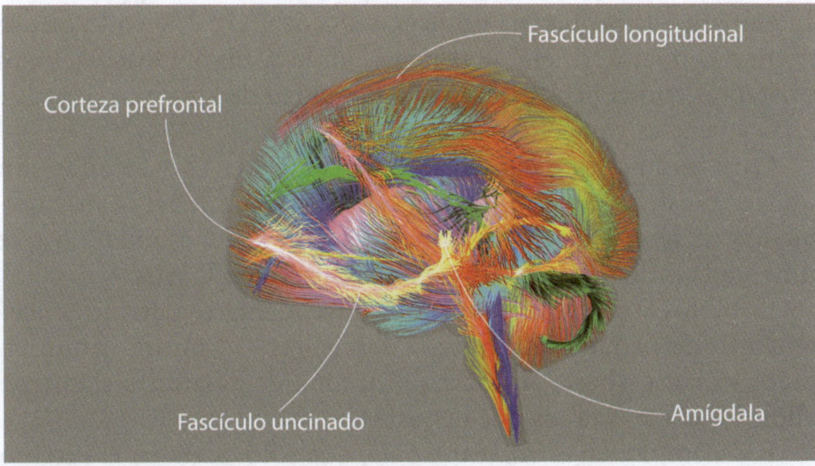

Arquitectura funcional del cerebro humano. La coloración de las láminas indica la dirección que siguen. Las láminas de la zona superior de la corteza se doblan ligeramente para tener cabida en el cráneo.

La herencia en el desarrollo de la microestructura cerebral

Se ha analizado una muestra de gemelos entre los 9 y los 12 años usando la técnica de resonancia magnética, con el objetivo de aportar luz a la pregunta acerca de qué es heredable, y qué dependiente del entorno y de las experiencias personales, del volumen de materia blanca, de su microestructura[4] y sus cambios.

[4] La microestructura se refiere al grosor y dirección de la fibra nerviosa. Se usa para calcular estos parámetros la técnica de resonancia magnética de difusión.

Realizaron dos medidas en el cerebro de 203 niños gemelos a los 9 años y en 126 de ellos a los 12 años. En el intervalo de esos tres años aumentó el volumen de *materia blanca*, se expandió el área de superficie de los haces de fibras y aumentó la organización. Pudo observarse que la herencia genética, en un 85 %, determina tanto el volumen del área como la expansión de sus conexiones. Sin embargo, la influencia no llega a alcanzar el 50 % en lo que se refiere a la microestructura o integridad de la fibra. Observaciones coherentes con el hecho de que la integridad de las fibras depende de las vivencias y experiencias personales.

Otro estudio, que compara adolescentes de 12 a 16 años con adultos, mostró que la influencia de la herencia sobre la microestructura de la *materia blanca* disminuye con la edad, mientras que aumenta la influencia del ambiente a lo largo de la vida.

Entre los 9 y los 12 años se produce el engrosamiento y alargamiento de paquetes de fibras y fascículos –al mismo ritmo en chicos y chicas– hasta alcanzar su máximo de desarrollo el cuerpo calloso, que conecta los dos hemisferios.

Por ejemplo, el *fascículo arqueado*, que solo existe en el cerebro de los humanos, se construye siguiendo el ritmo temporal y se expande de forma espectacular entre los 9 y los 12 años de edad. Es un gran paquete de fibras que une la corteza orbitofrontal y el polo anterior del lóbulo temporal en cuyo interior se aloja la amígdala cerebral, de modo que desempeña un papel clave en el procesamiento de las emociones.

Además, este fascículo une dos zonas del cerebro vinculadas al lenguaje, las áreas llamadas *de Broca y de Wernicke*, de la región temporoparietal y frontal. Justamente la diferente anatomía cerebral en que se sitúa ese fascículo es la razón de que sea general la dominancia a la izquierda para el lenguaje. El *fascículo arqueado* se curva sobre el surco de Silvio cuya profundidad es mayor en el hemisferio derecho, lo que hace que la longitud de las ramas del lóbulo temporal y del frontal conecten peor que en el hemisferio izquierdo las áreas de Broca y Wernicke del lenguaje, localizadas en ellos.

Pues bien, el ritmo de fortalecimiento del *fascículo arqueado* tiene una ventana de tiempo antes de estar implicado en la estabilización de las habilidades lingüísticas. De hecho, los niños pequeños tienen un gran potencial para adquirir nuevos idiomas, y esta capacidad disminuye rápidamente después de los 10 años de edad.

La microestructura cerebral y los cromosomas XX y XY

Grosso modo, las diferentes regiones cerebrales expresan y traducen a proteínas un conjunto definido de genes, que lógicamente definen las actividades y funciones de esas zonas. Un estudio localizó los conjuntos específicos de genes que se expresan en un total de 12 áreas.

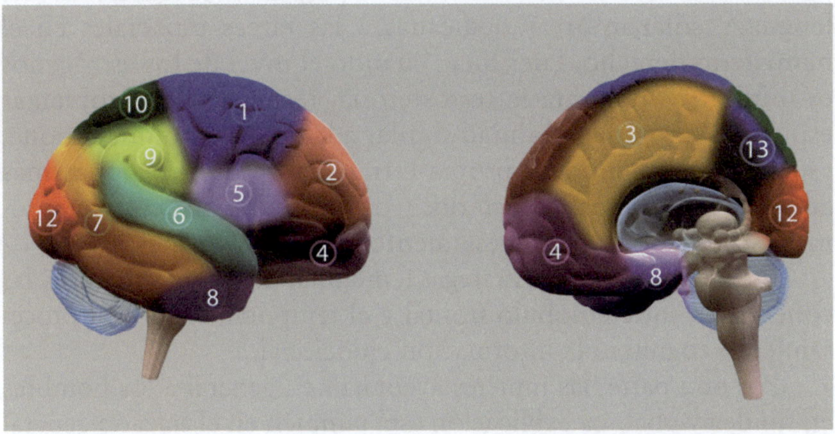

Áreas corticales que expresan conjuntos específicos de genes. El estudio de pequeños boxes dentro de cada área ha mostrado una amplísima variabilidad local en cuanto a la expresión de genes.

Además, las células de esas regiones contienen obviamente el par cromosómico XX o el par XY. La doble dosis de los genes del par XX regula en las mujeres la expresión genética de forma diversa a como lo hace el par XY en los varones.

A esto se deben tanto las diferencias, según el sexo, de simetría hemisférica como las de las conexiones corticales con las neuronas de áreas subcorticales. La construcción del cerebro, durante el desarrollo embrionario y la vida postnatal, amplifica estas diferencias genéticas a través de las hormonas sexuales. A partir de la pubertad, las hormonas remodelan las redes de ambos hemisferios, potenciando las diferencias de los patrones masculinos y femeninos.

Más aún, la influencia hormonal en los procesos cerebrales de las mujeres, hace que las actividades que ejercen con más dificultad que los hombres, cambien con el ciclo menstrual. Por ejemplo, como ya indicamos, las mujeres tienen desventaja respecto a los hombres en lo referente a la orientación espacial, pues al utilizar los dos hemisferios para el procesamiento del lenguaje, solapan áreas dedicadas a las tareas espaciales en el hemisferio derecho. Pues bien, cuando el nivel de los estrógenos es mínimo y aumenta la testosterona, resuelven los problemas espaciales con una habilidad similar a la de los varones, aunque, eso sí, manteniendo su propia estrategia de utilizar zonas más amplias y de ambos hemisferios y pasar por la zona cuyas neuromas participan en el procesamiento de las emociones.

Es la esencia de la estrategia femenina: al ser más intensas las conexiones entre el lóbulo frontal y el temporal, añaden al procesamiento cognitivo la información emocional.

Por otra parte, las mujeres aventajan en general a los hombres en fluidez verbal. La explicación está también en el trazado general de las conexiones. La conectividad entre ambos hemisferios aporta una gran simetría, lo que permite usar los dos hemisferios y, con ello, dar gran eficacia a esta tarea. Ahora bien al usar los dos lados para el lenguaje bloquean la zona correspondiente del hemisferio derecho donde están las neuronas que procesan la orientación espacial. A diferencia, los varones muestran una fuerte lateralización "solo" a la izquierda para las tareas del lenguaje, dejando desbloqueada la región de la derecha.

Concluimos ya. La maduración del cerebro, que tiene lugar a lo largo de la adolescencia, consiste en una "onda" de la nuca a la frente, y de abajo hacia arriba, que avanza con el paso del tiempo, transformando la *materia gris* en *materia blanca*.

La velocidad de esta conversión es máxima en aquello puntos nodales que aúnan una gran cantidad de conexiones neuronales. En definitiva, esta onda de maduración va formando las fibras nerviosas, los fascículos, y su integración en las láminas que conforman la arquitectura cerebral.

Cono consecuencia, de forma global, la eficacia cerebral crece con la edad permitiendo alcanzar coherencia y sincronización de los flujos de funcionamiento cerebral.

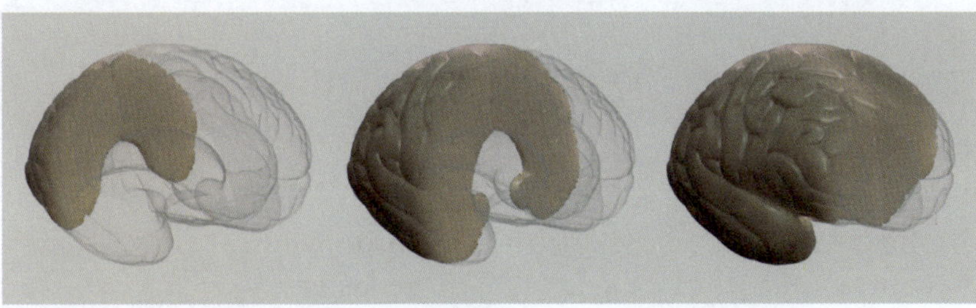

Onda de maduración cerebral a lo largo del tiempo de la adolescencia, entre los 9 y los 18 años.

Este es un campo de gran interés que nos permite comprender la relación entre la arquitectura y la capacidad funcional del cerebro de los adolescentes, y las diferencias entre los chicos y las chicas a esa edad. Especialmente permite relacionar los procesos neuronales que procesan emoción y conocimiento, y comprender la integración entre ambas dimensiones humanas, que define la madurez personal.

La capacidad de pensamiento abstracto abre al adolescente nuevas posibilidades e intereses. Al alcanzar la onda de maduración el área prefrontal se hace plenamente consciente de su responsabilidad y es capaz de ponerse en lugar de los demás.

La capacidad de juicio moral requiere la reestructuración de una pequeña área situada en el extremo anterior del lóbulo prefrontal, por encima de las órbitas oculares: la corteza orbitofrontal, que conecta la capacidad racional analítica con los sentimientos morales respecto a los demás, como la compasión, la repugnancia a dañar, etc.

La adolescencia, en definitiva, se presenta como una gran oportunidad para avanzar y mejorar lo conseguido en la infancia.

III.
Emociones bajo control: autocontrol

¿Tiene algún sentido el caos emocional en la adolescencia?

Hubo una época en que pensar y sentir parecían capacidades opuestas, y siempre se le daba más crédito a la razón. Desde hace unas décadas vivimos en una cultura con ansia de emociones y en una sociedad que presenta la felicidad como una obligación que hay que empeñarse en buscar y conseguir a cualquier precio.

En ocasiones, por el contrario, se concibe la felicidad como algo demasiado volátil, lo que provoca un miedo a las emociones positivas, una especie de angustia ante la posibilidad de sentirse felices. Esto también se detecta en personas con baja autoestima, que de inmediato y de forma depresiva se concentran en la amenaza de que el sentimiento de felicidad se acabe enseguida, sea inmerecida, o les aleje de los demás.

Se pueden analizar las emociones humanas, su número y su nombre, desde muy diversas perspectivas. Hay muchos enfoques. Sin embargo contamos con un hecho cierto que nos aporta la neurociencia, al que se refiere la poesía de Unamuno:

«Piensa el sentimiento, siente el pensamiento [...]
Lo pensado es, no lo dudes, lo sentido.
¿Sentimiento puro? Quien en ello crea,
de la fuente del sentir nunca ha llegado
a la vida y honda vena».

Si lo cognitivo emociona y lo emocional aporta conocimiento, la forma más natural de analizar las emociones podría ser clasificándolas según el contenido de conocimiento que conllevan. Este es el enfoque que propongo.

La gama de estados emocionales empieza en la sensación subjetiva de malestar o bienestar. Las emociones básicas universales acentúan esos estados de ánimo:

- miedo
- tristeza
- enfado
- alegría

A continuación llegamos a las que contienen pensamiento:

- amenaza o angustia
- disgusto o frustración ante el enfado
- decepción o abatimiento
- buen humor o satisfacción ante la alegría,

que constituyen sentimientos más estables.

Y, por último, aquellas que tienen la estabilidad del sentimiento y poseen un mayor contenido de pensamiento, puesto que subyace a ellas toda una teorización de las relaciones sociales con sus matices culturales. Son los afectos interpersonales:

- celos, vergüenza, o envidia
- cólera o desprecio
- luto
- amor, autoestima

Hay que resaltar que varios estados emocionales pueden mezclarse en un momento concreto; esto es, existen emociones mixtas.

Las emociones más básicas se manifiestan en una serie de cambios corporales –como las lágrimas, los latidos del corazón, o la sudoración de las manos–, que son una respuesta inmediata, dirigida a responder a los desafíos que plantea en un momento concreto una determinada situación.

Sobre ese sentido biológico –mera respuesta de supervivencia y alerta–, los hombres evaluamos cognitivamente su sentido, y utilizamos el resultado de esta evaluación como guía en la vida.

La autoconsciencia de las emociones genera una serie de sentimientos, y de este "yo siento" surgen además otros sentimientos genuinamente humanos. Las emociones no son irracionales puesto que las podemos evaluar y analizar, y este análisis proporciona motivos para adoptar un comportamiento acorde al estímulo. La emoción es así una valoración sentida, una percepción del lenguaje corporal, y precisamente por eso los sentimientos –más o menos duraderos– se pueden analizar desde dentro y también se pueden describir y comunicar a los demás.

Muchos razonamientos y decisiones resultarían imposibles sin la existencia de emociones que las motiven y guíen. El mundo más personal de cada uno, el mundo afectivo, tiene una enorme importancia en la elaboración de la propia identidad, en el comportamiento y en la salud mental.

En la anatomía cerebral no hay una separación definida de las diversas áreas que procesan la vida afectiva –hecha de emociones, sentimientos, afectos y deseos– y las que procesan lo cognitivo. Lo que llamamos "cerebro emocional" funciona atendiendo a procesos tanto emocionales como cognitivos, los que procesan nuestra relación con los demás y los somato-sensoriales.

Los dos complejos amigdalinos –estratégicamente situados en cada uno de los hemisferios cerebrales– constituyen una unidad funcional con un número enorme de conexiones; permiten la entrada y salida de información y el intercambio con regiones corticales y subcorticales.

Unir razón y sentimiento es tarea de toda la vida que cuaja o se malogra en la adolescencia

El auténtico caos emocional de la adolescencia ocurre porque las hormonas de la pubertad provocan el gusto por las emociones fuertes, al conceder más peso a los beneficios que a los riesgos. Los adolescentes sienten con fuerza la atracción por lo novedoso y excitante, necesitan de una gran motivación para adquirir conocimientos –para que les "compense" el esfuerzo de prestar atención, leer, analizar, memorizar, etc.–, y buscan constantemente sensaciones, a veces de forma impulsiva y, siempre, esperando una recompensa inmediata.

Todo esto, aunque puede conducir a conductas peligrosas, es lo que ayuda al adolescente a abrirse al mundo y a lograr la autonomía personal.

De niños se aprende a identificar las emociones a medida que se les enseña a poner nombre a lo que sienten. Sólo tienen que arriesgar en sus juegos y actividades para poner a prueba sus propios límites físicos.

Los adultos han ajustado ya el cálculo entre el grado de riesgo y la magnitud de los beneficios y de la recompensa que esperan; aplican el sistema de predicción de errores que proporciona la experiencia.

Sin embargo, los adolescentes tienen que aprender a evaluar beneficios y riesgos, en medio del desequilibrio que supone esperar beneficios de forma desproporcionada y desajustada respecto a los riesgos. La alta temperatura emocional supone una gran oportunidad de desarrollo personal con audacia pero, al mismo tiempo, las vivencias "atípicas" pueden conducir fácilmente a trastornos de ansiedad, depresión y conductas adictivas.

Toda emoción estimula el sistema de búsqueda de recompensa y huida del castigo. El núcleo *accumbens* es la central de este sistema.

Zonas muy concretas tanto de las amígdalas como del núcleo *accumbens* establecen conexiones específicas con grupos de neuronas de la corteza, especialmente de la corteza prefrontal. En caso de conflicto, el sistema contrata la actividad de la corteza cingular anterior.

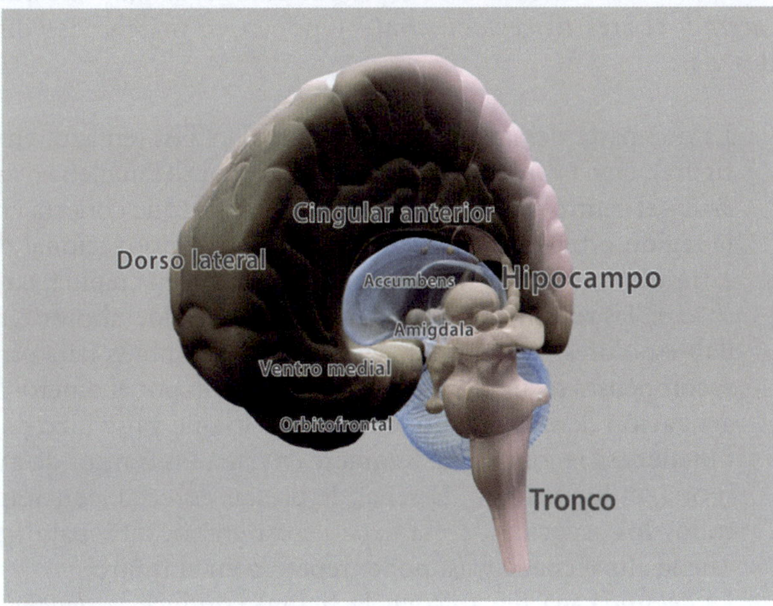

Neuronas de áreas corticales y subcorticales procesan el valor de recompensa o castigo de los estímulos.

El sistema de recompensa emocional del adolescente

Las emociones positivas generan una recompensa –ligada al nivel de *dopamina*, la llamada "hormona de la felicidad"–, motivan una conducta de acercamiento hacia lo que le es grato, facilitan el aprendizaje de ese comportamiento y orientan la toma de decisiones. La *dopamina* activa los centros de placer y euforia de los sistemas de recompensa y su escasez disminuye los estímulos placenteros. También regula procesos como la atracción por lo novedoso.

Para que un objetivo se convierta en "querido" ha de traducirse en una acción motivante, por lo que la *dopamina* es también y fundamentalmente la "hormona de la motivación".

Dos áreas del cerebro medio producen la *dopamina* –la *sustancia negra* y el área *tegmental ventral*– y ponen en marcha dos diferentes vías:

- La que parte del área tegmental ventral (VTA) (en azul en la figura), envía *dopamina* a la corteza exterior del núcleo *accumbens* –el centro del sistema de recompensa–, que conecta con la región orbitofrontal que procesa el valor motivacional del estímulo: positivo o negativo. Lo hace de forma rápida, en el caso de las recompensas primarias; por ejemplo, sabores agradables, olores, sonidos e imágenes, tacto. También para otras recompensas secundarias, como la atracción por el dinero. La activación de esta vía induce a repetir lo que ya se hizo para obtener esa recompensa. Requiere enviar a los centros de memoria, el hipocampo, la señal de prestar especial atención a todos los aspectos de esa experiencia gratificante, para que quede almacenada y así poder repetirla en el futuro.
- La segunda vía (en rojo en la figura) conduce la *dopamina* desde la *sustancia negra* (SN) hacia la zona central del núcleo *accumbens*. Procesa recompensas más abstractas –como, por ejemplo, la autoestima– y calcula el valor *máximo de recompensa o castigo* conduciendo la información a la región dorso-lateral de la corteza prefrontal. Para detectar la motivación principal, o la recompensa prioritaria, necesita evaluar la emoción suscitada, para lo que emplea la información que llega desde la amígdala.

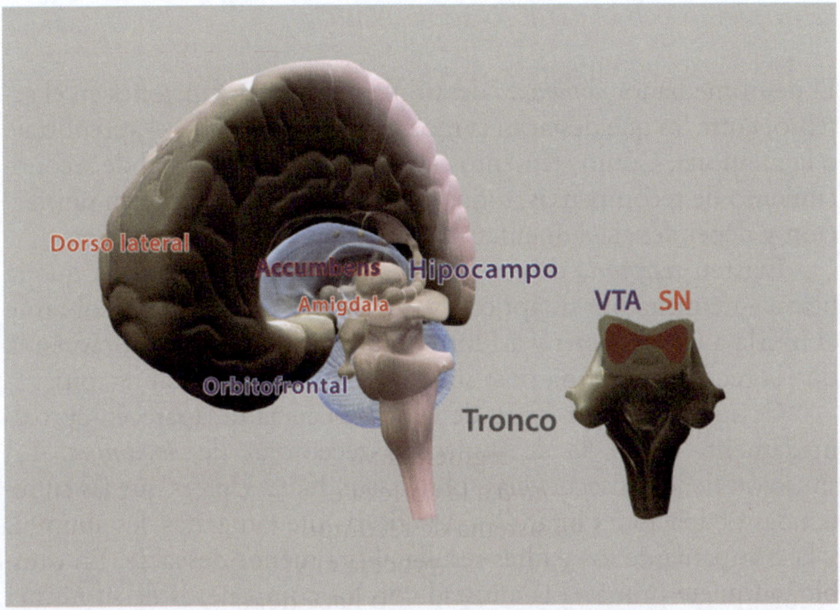

Las dos vías del sistema de recompensa parten de las áreas ventral tegmental (VTA) o de la sustancia negra (SN) del cerebro basal. Procesan respectivamente el valor positivo o negativo del estímulo (azul) y el valor máximo beneficio o castigo (rojo).

Por último, ante los estímulos negativos se activan unas neuronas concretas de las dos regiones productoras de *dopamina*. El área ventral tegmental posee neuronas bien excitadoras o bien inhibidoras de la producción de *dopamina*, que se activan ante estímulos positivos o aversivos, respectivamente, más intensamente que ante estímulos neutros. La de la *sustancia negra* genera respuestas excitadoras o inhibidoras ante los estímulos aversivos, según sea la localización de las neuronas que se activen.

Las neuronas que han producido y liberado la *dopamina* establecen conexiones concretas con otras áreas, de forma que llevan la información del estímulo a las regiones que lo procesan de modo específico.

La dopamina en el cerebro adolescente

El neuromediador *dopamina* desarrolla numerosas funciones en el cerebro, entre las que destacan la motricidad, la atención, el aprendizaje o la memoria. Como elemento clave en el sistema natural de reconocimiento de recompensas, todos los estímulos que producen satisfacción y dependencia aumentan su liberación al núcleo *accumbens*.

Existen *receptores* de esta molécula tanto en la neurona que la libera –neurona pre-sináptica– y que además recaptura la sobrante al unirla a los *receptores* y así introducirla en su interior, como en la que la recibe –neurona post-sináptica– que se activa al recibirla.

Ocurre que al principio de la adolescencia desaparecen aproximadamente el 30 % de moléculas receptoras de *dopamina*. Tal situación tiene consecuencias sobre la conducta. Una es que las entretenidas ocupaciones infantiles, anteriormente tan gratas, les aburren, y la compañía de los padres resulta ahora menos deseable. En cambio, adquiere primacía la amistad con los compañeros de su misma edad, con quienes buscará nuevas experiencias.

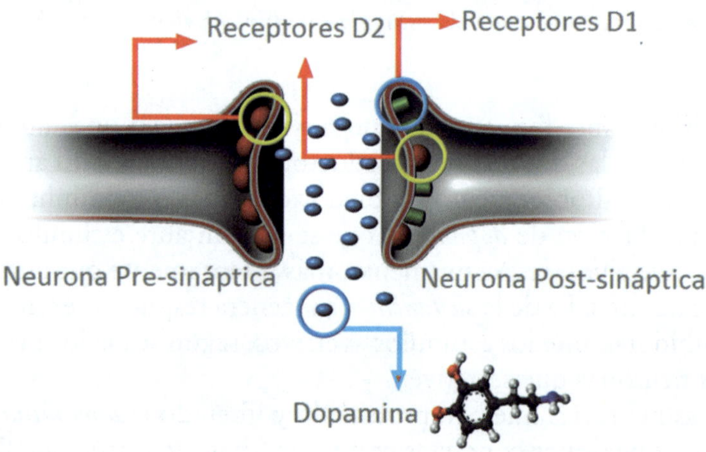

La concentración de los receptores de la dopamina disminuye en la superficie de las neuronas al inicio de la adolescencia.

Otra consecuencia es que disminuye la motivación por lo que "necesitan" experiencias excitantes, de riesgo y de alto valor de recompensa, para producir más *dopamina*. El déficit de control les puede hacer hiperreactivos a las recompensas, y con ello más vulnerables a la adicción a las drogas y a elecciones menos acertadas, como el ejercicio precoz de la sexualidad. A su vez, tales experiencias tempranas "atípicas" inciden en el desarrollo normal de los circuitos funcionales, conduciendo a un trastorno del equilibrio de maduración del cerebro.

Así pues, el desequilibrio riesgo/beneficio en el comportamiento de adolescentes tienen como correlato neural las conexiones entre el núcleo *accumbens* del sistema de recompensa y el complejo amigdalino, con la corteza prefrontal que las regula. El problema está en que el lóbulo prefrontal alcanza la maduración más tardíamente.

La exagerada expectativa de recompensa está, entonces, originada por la búsqueda de un aumento en la disponibilidad de dopamina.

La amígdala cerebral necesita "consultar" con varias áreas para evaluar las emociones y preparar la respuesta

La amígdala cerebral es como un tribunal de justicia que juzgara el carácter emocional de los estímulos y les asignara un premio o un castigo. Recibe declaraciones a favor y en contra del hecho solicitado o denunciado; contrata expertos, pide informes y, tras una elaboración detenida y sopesada, dicta sentencia que envía a las instancias oportunas, de las que a su vez le llega un *feedback*.

Cada una de las dos amígdalas es un complejo constituido por múltiples núcleos de pequeño tamaño y situados inmediatamente por debajo de la corteza cerebral, en el polo anterior y medial de cada lóbulo temporal. De entre estos núcleos destacamos aquí el basal (B), lateral (La) y el centromedial (Ce), que a modo de registros de entrada o de salida, reciben y envían informaciones concretas. En cada amígdala están separados, pero se comunican entre sí por las neuronas intercaladas inhibidoras (Ic). Esta capacidad de inhibición supone un control del "papeleo", que hace posible que la amígdala no responda a estímulos irrelevantes, al cerrar algunos "buzones".

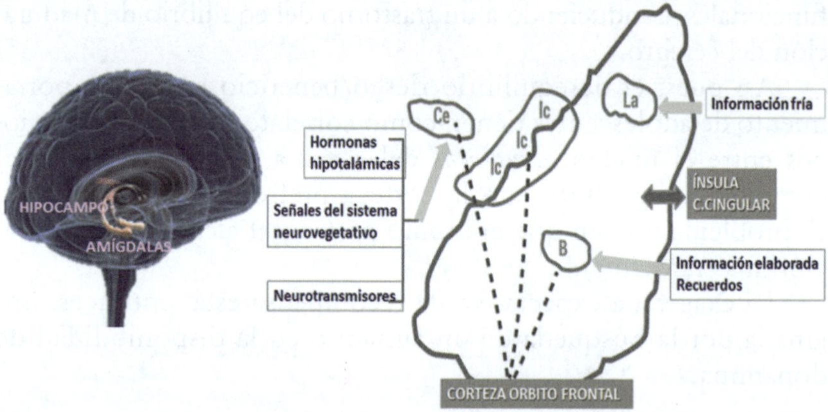

Las amígdalas cerebrales procesan las informaciones que les llegan de diferentes áreas a sus tres núcleos basal (B), lateral (La) y centromedial (Ce) y regulan la respuesta a través de sus neuronas inhibidoras (Ic). Evalúa la información sensorial generando una asociación entre el estímulo positivo o negativo y una recompensa o un castigo, y a través de sus conexiones con regiones de la corteza traducen la emoción a razón y elaboran la respuesta.

Estos centros, para cumplir la tarea específica de la amígdala como tribunal de justicia, establecen diferentes conexiones con áreas corticales y estructuras subcorticales.

La primera fase de la tarea consiste en traducir la percepción –visual, auditiva, etc.– a emoción. Para ello, abre dos registros de entrada: activa sus núcleos lateral (L) y basal (B) al recibir información "fría" e imprecisa desde los sistemas sensoriales y el tálamo, y después una información más elaborada, más "caliente" emocionalmente desde las áreas de asociación polisensoriales, así como la información basada en experiencias pasadas, que le llega desde el hipocampo.

La segunda tarea consiste en evaluar el estímulo emocional como positivo o negativo. Para ello hace tres "consultas" a expertos, abriendo el tercer registro de entrada (Ce) para recibir contestación a esas consultas:

1) Activa el sistema endocrino del hipotálamo, que contesta liberando hormonas que retroalimentan la información al enviar sus señales al buzón núcleo central.
2) El hipotálamo activa la hipófisis cuyas hormonas provocan las señales neurovegetativas que vuelven de nuevo a la amígdala, con lo que se elaboran las respuestas de huida o acercamiento, según sea el estímulo.
3) La respuesta a la consulta al centro del sistema de recompensa y castigo –el núcleo *accumbens*– libera neurotransmisores reguladores que riegan y modulan el flujo de información en la amígdala.

El núcleo *accumbens* –situado en la parte ventral del estriado– viene a ser como un bunker que alojara los despachos de abogados, que trabajan las recompensas y los castigos. Los situados en las zonas más externas solo trabajan si el estímulo es positivo o negativo, mientras los localizados en el interior del bunker cuantifican la intensidad emocional del estímulo.

La tercera tarea consiste en traducir las emociones a razones, y elaborar la respuesta cognitiva-emocional. Para ello, la amígdala dialoga con la ínsula que procesa los cambios corporales–sudoración, ritmo cardíaco, lágrimas, etc.– resultantes de somatizar la emoción.

La traducción de la emoción a razón requiere las conexiones con la corteza orbitofrontal, por las que la amígdala le envía la información y por las que la corteza orbitofrontal responde controlándola: viene a ser un tribunal de instancia superior. Puede desactivar la amígdala reduciendo la respuesta negativa y puede modificar su actividad cambiando la respuesta, que siempre es personal, en función del significado emocional de los estímulos.

Pues bien, cada una de las dos amígdalas está especializada en evaluar principalmente las emociones positivas o las negativas, de forma similar a como hay jueces especialistas o tribunales especializados. Un tipo de neuronas situadas principalmente en la del hemisferio izquierdo, se activan con los eventos positivos y se silencian con los negativos. Otras neuronas, más frecuentes en la amígdala del hemisferio derecho, se activan más por los estímulos negativos. Todas tienen "etiqueta de precio".

El área orbitofrontal medial de la corteza prefrontal constituye el puente entre el cerebro emocional y el racional. Está implicada especialmente en la respuesta a los estímulos agradables que son más cognitivos que los negativos y menos implicada en responder a los que generan rechazo, que son más automáticos y necesitan menos enjuiciamiento.

El paso de la amígdala infantil a la adulta es una proeza para el cerebro adolescente

Como acabamos de describir, la integración de lo emocional con lo cognitivo requiere todo un conjunto sumamente preciso de conexiones entre las neuronas específicas de la amígdala y las neuronas presentes en diversas áreas corticales y subcorticales. Todo este cableado se reestructura a lo largo de la etapa adolescente, y tal maduración depende además de las vivencias y las decisiones de cada uno.

Se han analizado los cambios en estas conexiones en niños de entre 7 y 9 años y adultos de entre 19 y 22 años. Los datos muestran, en primer lugar, que el proceso de maduración a lo largo de la adolescencia supone disociar las conexiones entre las dos grandes regiones de la amígdala: la que contiene el núcleo basal (B) y el lateral (L) y la que contiene el núcleo centro medial (Ce). Las conexiones con estos núcleos o "buzones", aparecen menos diferenciados en los niños que en los adultos, y mantiene en ellos una mayor conectividad intra-amígdala con un cierto solapamiento de las funciones específicas. Podíamos decir que durante la infancia los buzones de entradas y salidas transmiten la información sin clasificar a la corteza cerebral o a las regiones subcorticales.

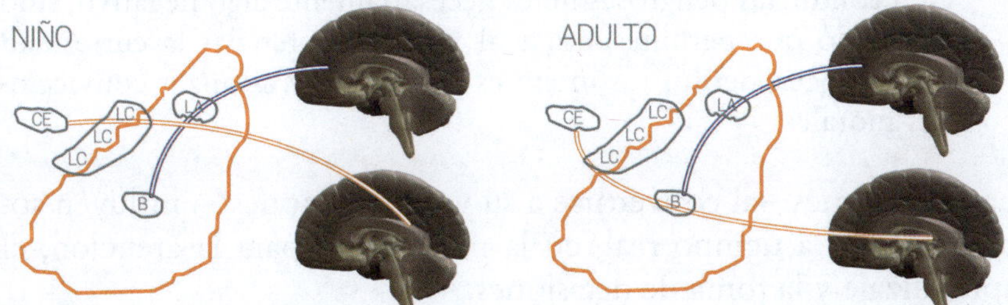

Cambio de las conexiones de la amígdala con áreas corticales y subcorticales a lo largo de la adolescencia.

Por el contrario, en el cerebro maduro las conexiones aparecen más disociadas, de forma que la conectividad específica de la región basolateral (B-L) se establece con las diferentes regiones de la corteza, mientras que la región centromedial (Ce) conecta con las áreas de la capa subcortical.

La conectividad más débil de la amígdala en los niños que en los adultos explica su menor rendimiento en tareas que requieren el reconocimiento rápido y preciso, y la discriminación de diferentes tipos de emociones. Por otra parte, es coherente con el hecho de que las conexiones de la amígdala con las regiones de la corteza prefrontal son las últimas en madurar durante la adolescencia.

En definitiva: el desarrollo de estas redes cerebrales subyace a la maduración de las capacidades cognitivas y afectivas.

La fuerza emocional del adolescente supone una gran oportunidad para su desarrollo personal

El caos emocional es un momento propicio para educar emociones y sentimientos.

> El gusto del adolescente por las emociones fuertes, la atracción por lo novedoso y excitante, la búsqueda constante de sensaciones –a veces impulsiva y otras muchas deliberada–, aunque pueda conducir a conductas peligrosas no es necesariamente algo negativo, sino que es lo que permite abrirse al mundo, potenciar la curiosidad por conocer, definir los intereses personales y alcanzar convicciones morales.

Las emociones –al convertirse a su vez en "razones"– influyen sobre la razón a tiempo real, en la motivación para la atención, el aprendizaje y la toma de decisiones.

Todo aquello que nos emociona, y la respuesta ante el estímulo que desencadena esa emoción, queda registrado en la memoria: por una parte el evento, y por otra la propia emoción. Podemos por ello volver a recordar las sensaciones que experimentamos cuando ocurrió, y esas huellas se modifican y se consolidan de acuerdo con la forma en que se sienten en el momento presente.

Estos procesos, plenamente subjetivos y evaluados por cada uno desde su propia intimidad, vienen a su vez, modulados por la cultura. Si se nos puede transmitir sentimientos es porque podemos aprenderlos, hacerlos nuestros o rechazarlos, puesto que no se desencadenan normalmente por estímulos inmediatos, sino que son el resultado de un elaborado proceso de selección interior.

Más aún: cuando la razón y la emoción están en conflicto se dispara una alarma. Si dominan los sentimientos, el pensamiento racional puede conseguir el equilibrio, porque tenemos capacidad de control directo sobre ellos. Cuando domina la razón, los sentimientos pueden alzar la voz interior. La alarma se dispara en la corteza cingular anterior. De hecho los adolescentes usan esta región con gran intensidad y también el lóbulo frontal, que aún no han madurado lo suficiente para ejercer el control.

¿Qué significa que, en caso de conflicto, salta una alarma entre razón y emoción? Siguiendo con nuestro símil, el asunto en litigio ha de ir entonces al tribunal supremo, o al constitucional: la corteza cingular anterior ejerce esa función y resuelve el conflicto "calculando" el valor total de los beneficios esperables. Lo realiza porque un número de sus neuronas se activan al tiempo que lo hacen las que tienen "etiqueta de precio" en la amígdala, proporcionando el valor real de la recompensa. El "reo", que casi siempre se identifica con el sentimiento, recurre a la instancia superior.

Los adolescentes son capaces de control, de detectar errores, de mantener la concentración, planificar, etc., y lo hacen muy bien si hay una fuerte motivación.

Pero no todos se motivan por igual. ¿Por qué? Porque algunos tienen predisposición a un temperamento inseguro –son miedosos ante lo incierto, se preocupan demasiado y se fatigan pronto–, características que se relaciona precisamente con el mayor tamaño del lado derecho de esta corteza cingular anterior.

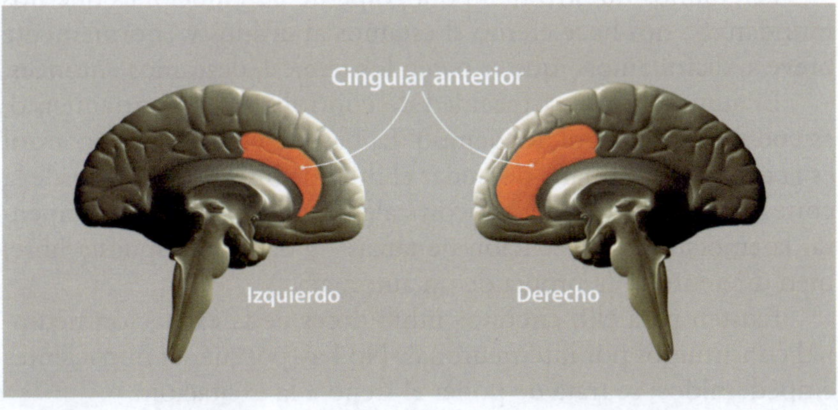

Esta región es casi siempre asimétrica y es generalmente más prominente en el lado derecho en las mujeres.

Lo aprendido a lo largo de la vida, con sus diversas formas de expresión, se funde con lo innato y lo refuerza. De ahí que la calidad de la vida de cada uno dependa de la capacidad de expresar y sentir las emociones de forma adecuada, regularlas y generar sentimientos que suplanten a los no deseables o deseados.

Autocontrol: control cognitivo y control de los impulsos

El tiempo es "mío", o "tuyo", es de cada uno. Y, hay tiempo de crecer, de madurar y de envejecer en la tarde de la vida. Ese tiempo subjetivo no es el que marcan los relojes. «Ya va siendo hora de que dejes de hacer el tonto –decía mi madre–, parece que no tienes dos dedos de frente». Y llevaba razón: la capacidad de controlar nuestros tiempos es un importante componente de la inteligencia.

El control del tiempo subjetivo está implicado en la habilidad de planificar, de plantearse metas a largo plazo, de elegir entre alternativas, de tomar decisiones, controlar los impulsos, inhibir los pensamientos no deseados y en definitiva de regular las emociones.

Percibimos nuestro tiempo a golpe de las emociones que nos inundan. Se nos hace eterno si estamos aburridos y enormemente breve si disfrutamos: ¡que se paren los relojes!, deseamos entonces.

El autocontrol, la capacidad de controlar el comportamiento, es cuestión de control del tiempo. La base cerebral del autocontrol es la capacidad humana de frenar el flujo de información –desde la corteza hacia las regiones subcorticales implicadas en la recompensa, la emoción y la ejecución de tareas– y dar una respuesta libre, bien diferente de la propia de un autómata.

Existen para ello circuitos inhibidores de la excitación neuronal constituidos por interneuronas. No hay porqué ser impacientes empedernidos; se trata de poner el freno a la excitación.

Como desarrollamos a continuación, el autocontrol integra dos capacidades distintas:

- el control cognitivo
- el control de los impulsos, que a su vez diferencia entre:
- la impulsividad en la espera de recibir la recompensa
- la impulsividad en la acción.

En cualquiera de ellos es preciso regular la emoción; o mejor dicho, integrar las emociones en una realidad más amplia.

Control cognitivo: mantener la cabeza fría a pesar de la carga emocional

Seguramente, tenemos abundante experiencia de lo difícil que es, por ejemplo, estudiar con intensidad mientras suena nuestra música favorita y sentimos las emociones, los pensamientos y los recuerdos que nos despierta. El control cognitivo permite suprimir las informaciones que distraen, o que no se quieren, y mantener en presente la información necesaria para desarrollar la tarea que tenemos entre manos.

Suprimir los pensamientos no deseados, a favor de los apropiados, necesita una fuerte regulación de las emociones, para lo que se precisa emplear el circuito cognitivo-emocional, o afectivo.

> Las personas varían enormemente a la hora de mantener la cabeza fría en situaciones con carga emocional. Y, como ocurre con tantas capacidades, se gana mucho con el entrenamiento durante la adolescencia.

El valor del control cognitivo se calcula midiendo el tiempo que se tarda en realizar una tarea cognitiva, en presencia de una distracción, frente al tiempo que se tardaría en realizarla en su ausencia. Un análisis de los tiempos empleados por niños –de entre 8 y 11 años– y participantes de 18 años, mostró que a lo largo de la adolescencia aumenta el control. En ese estudio se midió el perfil de la actividad mientras realizaban la tarea. Los niños activaron áreas del cerebro más posteriores que los adultos, que maduran antes. Han de "confiar" en áreas posteriores del cerebro para frenar distracciones con éxito y acertar las respuestas, "repartiendo la carga" en zonas más amplias del cerebro.

Es lo lógico, puesto que las áreas prefrontales son las últimas regiones del cerebro en madurar, y lo hacen al final de la adolescencia.

Control de la impulsividad: "Ya" aunque la recompensa sea pobre, o "ya" sin medir las consecuencias

El control de los impulsos supone, por una parte, la capacidad de dilatar la espera ante una acción de la que se espera recompensa. Tenemos de nuevo como protagonista la recompensa. Se trata de la elección entre una recompensa inmediata pequeña, o una recompensa mayor pero a más largo plazo. Como el anterior, necesita el control afectivo.

El control de la impulsividad, por otra parte, evita actuar antes de tiempo y sin previsión. Se trata de poner la acción en espera. Supone el control de la acción e implica, por tanto, los ganglios basales.

La red de autocontrol y las emociones

Ambos controles, el cognitivo y el de los impulsos, son diferentes puesto que emplean conexiones neuronales entre neuronas de distintas áreas prefrontales, que además maduran a edades diferentes.

Una red específica unifica los controles e integra la regulación emocional en el conjunto del autocontrol. El nodo corteza cingular anterior dorsal (dACC) conecta con el sistema de recompensa a través de la vía de la amígdala, que evalúa emocionalmente el estímulo, y del hipocampo, que aporta lo aprendido en experiencias emocionales anteriores. Mientras que, la asociación con los ganglios basales, a través del surco frontal inferior derecho (IFS), integra el control de la impulsividad en la acción.

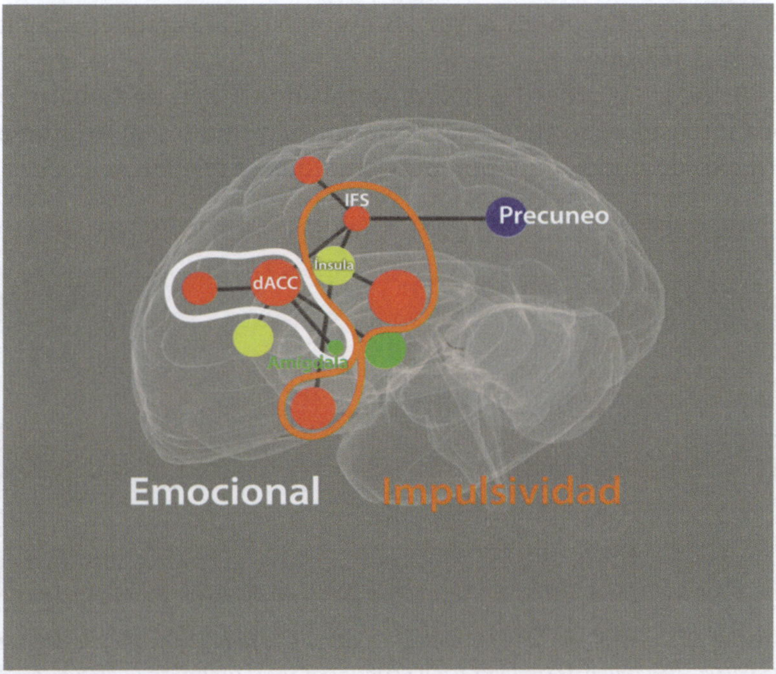

La red de autocontrol integra en el control cognitivo la regulación emocional y el control de la impulsividad.

Una característica general de las redes es que pueden cambiar de configuración de modo que pueden "trabajar" a rendimiento normal o máximo, según se les requiera.

La red de autocontrol adquiere diferentes configuraciones. Por ejemplo, en las situaciones de necesidad de un fuerte autocontrol, por existir una interferencia emocional intensa, adquiere una configuración muy precisa: tiene centralizados solo tres nodos del hemisferio derecho: la corteza cingular anterior dorsal (dACC), el surco frontal inferior (IFS) y la ínsula anterior. Así realiza el autocontrol al máximo.

Estos nodos dejan de conectar los otros nodos con esa intensidad máxima cuando se requiere menos control. Entonces se destacan las conexiones normales necesarias para atender a la tarea de forma relajada.

A todas las redes les ocurre lo mismo: si han de trabajar con poca intensidad no tienen las conexiones centradas en un número pequeño de nodos muy potentes, sino que se relajan.

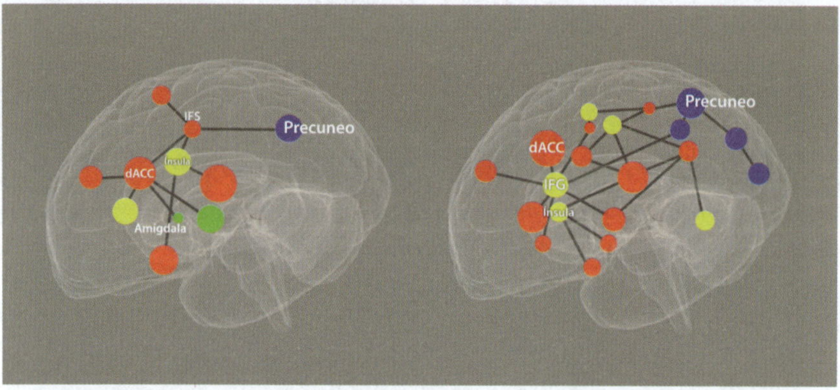

La red de autocontrol se relaja, los nodos se localizan al lado izquierdo y se desplazan hacia atrás. El cambio de configuración permite centrar el control en la acción concreta y no en el estado emocional.

Este cambio de configuración aporta flexibilidad al conocimiento. Permite, siguiendo el ejemplo anterior, seguir estudiando con intensidad, a pesar de que suene nuestra música favorita, y seguir haciéndolo, sin necesidad de control alguno, si lo que se oye no nos interesa.

La capacidad de retrasar la gratificación es diferente en cada persona

La sensibilidad a las señales emocionales del ambiente tiene una gran influencia en la capacidad personal de autocontrol, tanto para suprimir pensamientos no deseados como para frenar la impulsividad en las acciones.

Esta capacidad tiene un componente innato, puesto que la facilidad o dificultad de retrasar una gratificación que se manifiesta durante la infancia, predice la eficiencia con la que de adulto controlará los impulsos en un contexto emocional. Se averiguó llevando a cabo el siguiente experimento. Primero, se analizaron los fallos que cometían niños en edad preescolar en la realización de una tarea durante un tiempo concreto: es decir, los que tenían alta o baja capacidad para suprimir una distracción emocional. Se realizó la prueba en dos situaciones emocionalmente diferentes: en un estado emocional "caliente" por estar bajo la mirada de un rostro con expresión feliz, y en otro estado "frío", por tener el rostro que veían una expresión neutra.

El resultado fue que en "frío" –que implica regiones prefrontales y no regiones del sistema emocional– todos los participantes cometen el mismo número de errores en el mismo tiempo. Es lo esperable puesto que no hay distracción y la diferencia entre unos y otros está en la capacidad de suprimir o no una distracción emocional. Sin embargo, el sistema "caliente" diferencia a los participantes en dos grupos: un grupo con capacidad baja para retrasar la respuesta, lo que les lleva a cometer más errores de los del grupo con mayor capacidad de autocontrol. Repetido el análisis años más tarde, se encontró que se mantenía la pertenencia a uno u otro grupo.

Para resistir a una tentación "seductora" se tienen que poner en acción los circuitos reguladores afectivos. Así, una capacidad de retardo baja en la primera infancia, predice la necesidad de un mayor reclutamiento del potente circuito de control afectivo, regulador de las emociones, para poder controlar los impulsos.

El centro de ese circuito de control afectivo, el núcleo *accumbens*, trabaja activamente. Los despachos de abogados del interior del bunker informan de la sensibilidad a la seducción por las recompensas de los estímulos emocionales. Para estas personas es más difícil inhibir las respuestas a las señales sociales atractivas a lo largo de la vida, por lo que necesitan el freno de un mayor autocontrol.

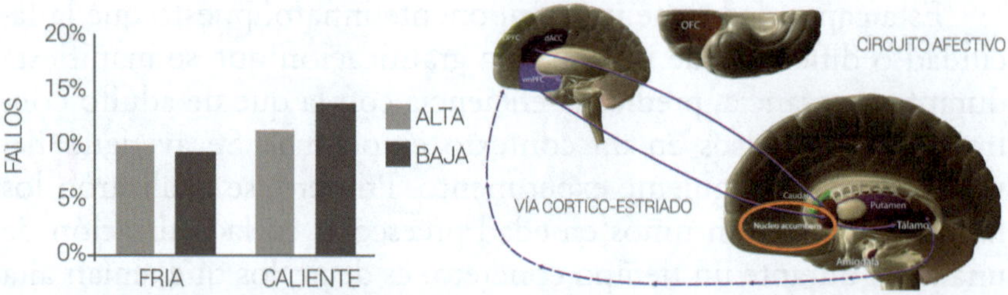

Los que tienen una alta capacidad de frenar la respuesta en un contexto emocional "caliente" se diferencian de los que tienen baja esa capacidad (izquierda). Se requiere una gran activación del núcleo accumbens, el centro del sistema de recompensa en aquellos que, desde la infancia, muestran baja capacidad de control de las emociones (derecha).

Hay pues un componente innato en la capacidad de autocontrol. Esta es alta cuando la combinación de los factores de personalidad da lugar a un temperamento de una gran dosis del componente responsabilidad.

Y en definitiva, la sensibilidad a las señales emocionales del ambiente influye en la capacidad personal, tanto para suprimir pensamientos no deseados como para frenar la impulsividad en las acciones.

La gestión de las emociones: enfriar sólo el foco al rojo vivo

En la vida emocional-afectiva –al rojo vivo en los adolescentes– hay siempre tres componentes: las manifestaciones somáticas de las emociones, su expresión y comunicación y el procesamiento cognitivo.

Una mala gestión de las emociones es intentar anularlas suprimiendo la expresión externa, para disimular la conmoción, y eliminando la comunicación, guardando para sí lo que se siente. La represión controla únicamente la conducta emocional, pero no los sentimientos. Este hecho tiene una importancia especial. Lo destaco.

> El falso bloqueo emocional llevado a cabo mediante represión conlleva dos efectos adversos: por una parte, genera estrés y aumenta la respuesta vegetativa y, por otra, ralentiza las tareas intelectuales. Es decir, hace que se graben peor en la memoria los sucesos con carga emocional y se vaya creando una personalidad "plana" o fría, que crea distancias con los demás, y que puede llegar a experimentar fobias.

Regular las propias emociones también es experimentarlas y permitir que los demás las conozcan. Los sentimientos no son una carga inútil, sino una valiosa guía. Tampoco se enfría el foco ardiendo con el mito de que el llanto consuela, o desahoga. Las lágrimas son una forma de comunicación pero, si no hay alguien que consuele, terminan también produciendo estrés.

La auténtica gestión de las emociones consiste en regular la vivencia subjetiva y modificar los pensamientos para influir en ellas. Se trata de aplicar una estrategia "racionalizadora", que persigue contextualizar la situación y verla desde otras perspectivas. Así, al comprender los motivos y crear distancias del foco caliente "viéndolo desde fuera", se puede cambiar la respuesta emocional.

Recuerdo una situación de alta tensión en que me liberé del miedo escénico para siempre, precisamente reorientando la vivencia. Era yo una joven profesora, y alumnos de otra Facultad me pidieron un seminario en *petit comité*, para tratar un tema difícil y delicado de bioética que yo había estudiado. Por desconexión, me encontré inesperadamente en un salón de actos lleno de profesores, y en primera fila tres o cuatro por los que sentía devoción reverencial. Sentí todos los componentes de la emoción del miedo y pensé: o salgo corriendo, o ignoro a quienes componen el auditorio dirigiéndome solo al grupillo de alumnos interesados, ya que la tierra no me va a tragar. Di la sesión –por cierto, con cierto éxito– y desde entonces –y posiblemente por la experiencia de los años– hasta he disfrutado hablando en público, aunque el tema tuviera sus dificultades.

Es así: el control emocional se puede aprender con la práctica del autocontrol de los pensamientos. Para ello contamos con la corteza prefrontal que controla las emociones y les conecta su componente cognitivo. De esta unión surge la enorme riqueza afectiva humana.

Los sentimientos se elaboran. La contemplación del arte, de la naturaleza, de la belleza, lleva consigo cambios de la conectividad en el cerebro. En este sentido es interesante el resultado de un estudio con adultos, expertos en producción y valoración de arte visual, que demuestra un efecto de aumento de la Resiliencia psicológica. Se hacen, por ese contacto habitual, más capaces de hacer frente a las adversidades, que transforman en motores de superación y de salir con mayor fortaleza de ellas.

La solidaridad, como todo lo que genere sentimientos positivos que suplanten a los no deseables, templa la temperatura. La gratitud por las cosas buenas que nos suceden ayuda a darse cuenta del lado positivo y dirigir hacia él la atención. Pero también hay que tener en cuenta que con algunos sentimientos hay que apechar, sí o sí.

Ante la inmadurez se podrá echar mano de la capacidad para valorar la relación coste/beneficio de las acciones aprendidas en la infancia. Por eso, la educación de las emociones –que empieza en la niñez con el disfrute de los juegos– hace posible adiestrar la mirada a través de la lente optimista.

Otra amenaza al autocontrol: el agotamiento de recursos

¿Qué significa agotamiento de recursos? La autorregulación consiste siempre en frenar la excitación para dilatar el tiempo. Y esta labor, sea cual sea el proceso, la realizan siempre las mismas regiones frontales: las que contienen los circuitos inhibidores. Por ello, se necesita una buena memoria de trabajo, para poder mantener en presente todo aquello a lo que hay que prestar atención para elegir y ampliar los tiempos de espera.

La memoria de trabajo es como un bloc de dibujo mental. Al abrirlo aparecen representados y al mismo tiempo, en presente, todos los elementos necesarios para construir el estado mental correspondiente. El bloc es un espacio mental inmaterial pero real, y como tal espacio se "llena".

El contenido es limitado, y cuando "se llena" con aquello a lo que se presta atención, ocurre el agotamiento de los recursos de autocontrol. Lógicamente, para que tenga cabida nueva información ha de frenarse la rumiación de las emociones y de los sentimientos negativos, que ocupan gran parte de este espacio mental. Borrar unos para que quepan otros.

Una buena noticia es que se puede ampliar la memoria de trabajo en presente, mediante entrenamiento. Un hecho de gran interés es que en ese espacio no "importa" el contenido de lo que deba mantener en presente, sino la cantidad que cabe y, lógicamente, lo que cabe depende de la extensión del espacio. Destaco este hecho:

> La medida de esta memoria en adolescentes ha puesto de manifiesto que esta capacidad es proporcional a su cultura; en concreto a la amplitud de su vocabulario. Las lecturas ricas no son pues superfluas.

Además, se ha comprobado que, en adultos, el entrenamiento es óptimo cuando se ejerce en actividades sencillas pero diarias, al alcance de cualquiera. Para personas cuya profesión requiere un fuerte autocontrol –por ejemplo, músicos profesionales, controladores aéreos, médicos– el entrenamiento cognitivo en sus tareas específicas en situaciones de fuerte tensión emocional, aumenta el desarrollo de la corteza prefrontal dorsolateral que soporta el "bloc de dibujo mental" y el autocontrol. Y, al mismo tiempo, reduce una reactividad en las regiones asociadas con el procesamiento de recompensas: corteza orbitofrontal y *núcleo accumbens*.

La regulación de las emociones no es tarea fácil, y sin embargo es importante tanto para la salud y la vida social, como para personas en el ámbito de los trastornos y riesgo clínico. Por tanto, es un hallazgo alentador el que se pueda aumentar la memoria de trabajo con un sencillo entrenamiento de una tarea habitual.

Es clave, por tanto, para la maduración del cerebro adolescente fomentar el gusto por las tareas bien realizadas, y por el trabajo sin chapuzas y bien terminado.

IV.
Adicción con o sin drogas

La adición ¿una trampa sin salida?

El termino adicción viene del latín *addictus* y se refiere al deudor insolvente que, por falta de pago, era entregado como esclavo a su acreedor. Ser adicto a algo es realmente hacerse esclavo de ese "algo" y llegar a no tener la fuerza de voluntad mínima necesaria para prescindir de eso.

¿No es sorprendente lo enganchados que hoy día estamos a "algo"? Las prisas, el estrés, el aburrimiento de las rutinas, el cansancio de las noticias, los hábitos de vida nos arrastran a veces a un "no poder pasar sin…". Son conductas que conllevan una gratificación. Y, generalmente, nos agarramos a ellas para escapar de situaciones que nos generan emociones negativas.

No es tan raro que ocurra, porque las vías de la recompensa y el placer son inespecíficas y se activan tanto por estímulos naturales como artificiales. Consumimos muchas sustancias más allá de la necesidad de alimentarnos y nos dejamos absorber por el mundo virtual bien diferente del natural.

A esa pérdida de libertad subyace una alteración crónica y recurrente del cerebro que se caracteriza por una búsqueda patológica de recompensa, o de alivio, a través del uso de unas sustancias, o del abuso de unas conductas. Uno puede ser adicto no solo al alcohol o a las drogas, sino a actuaciones como el juego, las compras, el deporte extremo, el uso abusivo de Internet, etc.

Conocemos bien que todas las adicciones comparten las mismas bases neurobiológicas, que afectan tanto al funcionamiento del cerebro como a su arquitectura. Se entiende, por tanto, que en un cerebro en construcción, inmaduro, como es el adolescente sea muy vulnerable a la adicción.

Sin embargo, la adición no constituye una trampa sin salida. La razón es muy sencilla: el gusto por vivir y el desarrollo de la personalidad se pueden enseñar y se pueden aprender. Con sentido de la vida, que permite analizar los problemas y resolverlos, se puede experimentar el estrés en forma positiva; como estímulo para vivir y convivir, que aleja de la tentación de caer en la trampa de la adición.

¿Gusto por vivir? Obviamente, no se trata de los placeres que trae consigo "la buena vida" de los viajes en cruceros programados de forma que todo se nos da resuelto. Tampoco el trabajo extenuante por el trabajo mismo. Es posible que ya no podamos gozar a diario de la inactividad en esos "restos del día" que nos dejan las actividades propias de los días de cada día. Pero, tal vez sí una vez al menos a la semana. Está en nuestras raíces –porque el séptimo día el Creador descansó– dar un espacio a la contemplación, al espíritu que se pregunta por el sentido de la existencia del Universo y de la propia existencia.

Y está en nuestras manos contagiarlo.

Cabe dejarse cautivar por la contemplación y abandonarse al fluir del espíritu, porque el gozo por vivir no está solo en la vida biológica. Está en nuestra única vida, en cuanto que cada uno tiene un plus de realidad fundida con el mero vivir. El gozo del espíritu puede sonar a muchos adolescentes a ese "de qué vas"... Pero basta con de dejen la puerta abierta a que puedan experimentarlo algún día; basta con que se atrevan.

Pensar en que se puede enseñar el gozo por vivir, me hace menos duro adentrarse en lo que las adicciones está haciendo del cerebro de nuestros adolescentes. El menos a mí esa esperanza me ha facilitado escribirte este tema.

Demasiada dopamina en el cerebro y demasiado tiempo en el espacio sináptico

Toda adicción supone la pérdida de la regulación del sistema de búsqueda de recompensa y huida del castigo. Los despachos de abogados del interior del bunker (el núcleo *accumbens*), reciben la petición del tribunal (a través de la liberación del neurotransmisor *glutamato*) de ponerse en marcha.

Les llega a su vez una gran dosis de *dopamina* (del área tegmental ventral, VTA, o de la *sustancia negra*, SN) de forma que en los despachos solo se va a tratar los beneficios y las recompensas. Los castigos no cuentan por lo que no hay que emplear energías en huir de ellos.

La respuesta al estímulo placentero depende de que la amígdala evalúe la recompensa previsible y de que en la corteza prefrontal se procese la información, se sopese, se comparen opciones y se pueda así decidir libremente la respuesta.

La *dopamina*, al igual que los demás neurotransmisores, tiene *receptores* que la captan en la superficie de la neurona postsináptica, a veces también en la presinaptica, que al unirla desencadenan una serie de cambios en la célula que la recibe.

En condiciones normales la *dopamina* se elimina rápidamente del espacio de la sinapsis. Para ello, su concentración y el tiempo que permanece en este espacio está regulados. Si no fuera así, no se podría mantener el equilibrio entre la euforia por la motivación positiva y la apatía por la desmotivación.

El balance riesgo/beneficio depende de los efectos de la *dopamina* que son dependientes del nivel que alcance. Existen dos mecanismos de regulación para que desaparezca en un breve tiempo, tras dar su mensaje:

1) Por una parte, es captada por las mismas neuronas secretoras, sirviéndose del correspondiente sistema de recaptura, que la lleva al interior de la neurona que la liberó.
2) Por otra, actúan también las interneuronas que impiden la activación de las neuronas que tienen receptores para la *dopamina,* y de un tipo de estas interneuronas capaces de descargar neurotransmisores inhibidores como el GABA[1].

Pues bien, las drogas por diferentes mecanismos coinciden en un punto común: aumentan la cantidad de dopamina y su permanencia en el espacio sináptico. Desequilibran el balance riesgo/beneficio a favor de los beneficios.

Un ejemplo del primer mecanismo de acción de las drogas es la cocaína: *bloquea* el recaptador de *dopamina* por la neurona presinaptica que la liberó, lo que tiene como consecuencia que esta quede libre y permanezca más tiempo en el espacio de la sinapsis, prolongándose el efecto placentero.

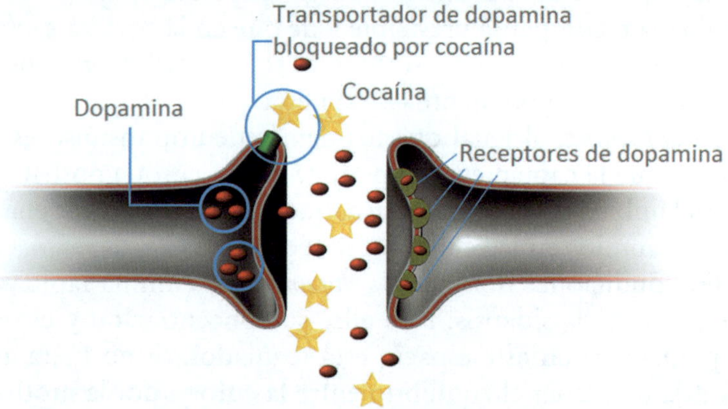

La cocaína impide la recaptación de la dopamina por la célula presinaptica.

[1] GABA son las siglas del *ácido gamma-aminobutírico.* Su estructura parecida al glutamato hace que pueda competir con él por su sitio en los receptores, de forma que impide la acción estimulante del mismo.

Consumir una droga o tener una conducta adictiva solamente una vez no tiene ninguna consecuencia, al menos aparentemente. Pero la repetición queda facilitada puesto que la experiencia fue recompensante. Y si se repite más veces, la subida de la concentración de *dopamina* en el espacio sináptico sitúa a la persona en una especie de estado de embriaguez que le impulsa a volver a consumir y a buscar una y otra vez el estímulo que produce tal estado.

Como es de esperar, para experimentar la sensación placentera, se necesita cada vez más *dopamina* con lo que el deseo se refuerza y llega a resultar incontrolable. Además, el desequilibrio del sistema incapacita para alcanzar los sentimientos de recompensa suficientes en ausencia de la droga, o sin ejercer la actividad adictiva. Los riesgos que llevan consigo el consumo y el abuso cuentan muy poco.

De esta forma, quienes sufren la adicción no deciden sino que se encuentran "obligados" a consumir. La adicción crea un deseo incontrolable por el consumo, o por la actividad adictiva, debido a la incapacidad del adicto para retrasar la recompensa. Pierde el autocontrol y genera una respuesta automática y compulsiva. Establece un hábito automático debido a que a la motivación para la acción con recompensa se suma el hecho de que ha memorizado el proceso para buscar, encontrar y consumir, sin un control consciente.

Es por tanto un "aprendizaje automatizado", inconsciente, y dependiente del efecto placentero. Es una trampa, en tanto que lo aprendido se guarda como *memoria procedimental* por la que el recuerdo del estímulo está asociado y condicionado a la recompensa. La *memoria procedimental* guarda aquellos aprendizajes de programas –un ejemplo típico es el programa de montar en bicicleta– que si bien en su inicio requiere atención, después se automatizan y vuelven a activarse fácilmente aunque haya pasado tiempo en que no se usan.

En definitiva, la desconexión del sistema de recompensa del control que se ejerce desde la corteza prefrontal hace que sólo funcione aquella vía de recompensa que responde de forma automática y condicionada al estímulo.

Esto es, se establece un circuito automático, en el que las neuronas de la *sustancia negra* envían la dopamina al cuerpo estriado dorsal y al lóbulo parietal (en rojo en la figura), sin pasar por el sistema de control inhibitorio frontal (en azul).

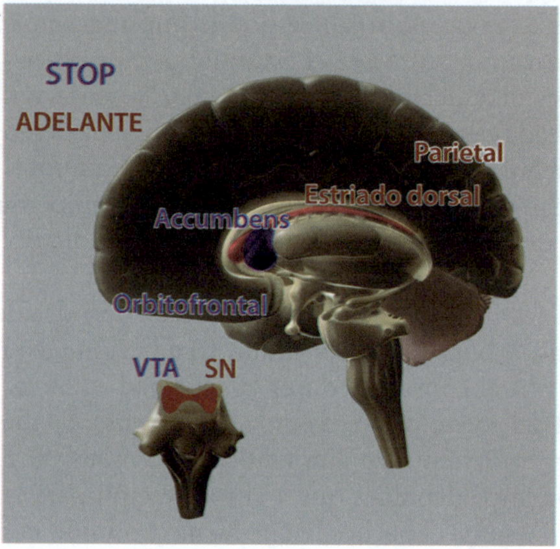

Buscar y tomar la droga o ejercer la conducta adictiva se convierte en un automatismo (en rojo), a diferencia de una conducta libre (azul). Los flujos de información de los circuitos neuronales para la recompensa, la motivación y los circuitos de memoria están activados, funcionan integrados y superan el control cognitivo inhibitorio de forma que no permiten frenar la respuesta.

Ahora bien, ¿por qué se perpetua la situación?

¿Por qué el consumo de drogas y la conducta adictiva mantienen el cerebro "bañado" en dopamina, a lo largo del tiempo?

Fijémonos para responder a esta pregunta en los *opiáceos*, como el cannabis o la morfina, que impiden la liberación del inhibidor

GABA. Esto es, son drogas que obstaculizan el segundo mecanismo de regulación que hemos señalado que también causa la permanencia más tiempo y a dosis mayores de la *dopamina* en el espacio entre las dos neuronas. El obstáculo procede de las interneuronas, un tipo de neuronas que inhiben la actividad de las neuronas bien bloqueándolas y/o produciendo neurotransmisores inhibidores, como en este ejemplo.

En la figura, la terminación de una neurona excitadora (granate claro en la figura) liberadora de *glutamato* activa la producción de *dopamina* en diversas sinapsis. Una neurona productora de GABA (color rosa fuerte) se intercala en lo que podria haber llegado a ser un espacio sinaptico.

Otras neuronas llamadas *espinosas,* por tener gran catidad de protuberancias, *espinas*, en sus teminaciones, son capaces de formar numerosas sinapsis. Recordemos que las neuronas del bunker puede tener alguno de los dos tipos posibles de *receptores* de *dopamina* –D1 o D2–, por lo que las neuronas espinosas se clasifican como neuronas D1 o D2.

En general, se considera que las neuronas D1 (color rosáceo), que hacen sinapsis con la neurona presinaptica generadora de *glutamato*, forman parte de una vía que dictamina "adelante". Por el contrario, las neuronas D2 (en color azul) que bloquean las sinapsis, participan en la vía "stop".

Los *receptores* de *dopamina* D1 y D2 estan tambien presentes en las membranas de las neuronas que participan en las sinapsis excitadoras de *glutamato* localizadas preferentemente en la corteza prefrontal medial, orbitofrontal, la corteza cingulada anterior, el tálamo, hipocampo y la amígdala.

En condiciones normales ambos mecanismos de regulación frenan la acción, informando de que es mejor parar, esperar, e incluso no emprender la acción planteada.

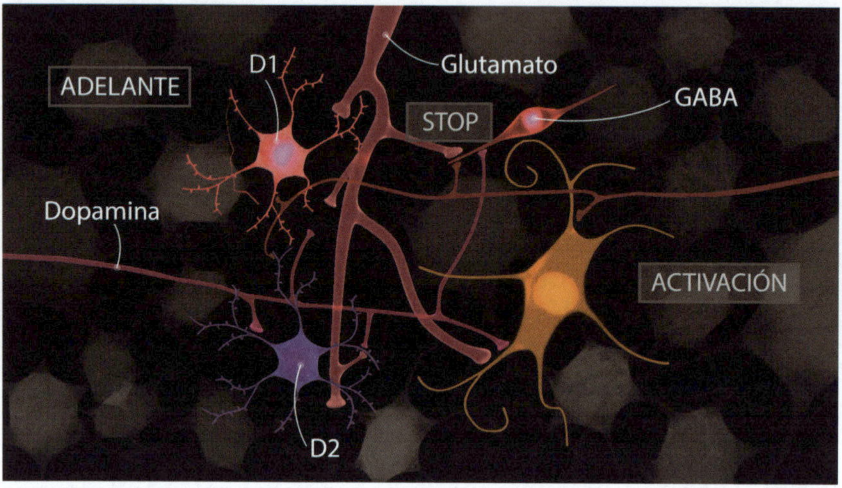

La concentración de receptores de dopamina, D1 y D2 regula la sinapsis.

Pues bien, la razón de esa excesiva permanencia de la *dopamina* en el espacio sináptico reside en definitiva en el hecho de que modifica los niveles de sus propios receptores en la superficie de las neuronas.

Esa es la clave: todas las drogas sean de naturaleza química o comportamental actúan al nivel de los genes modificando los niveles de los receptores.

- Un exceso de *dopamina* disminuye el número de los receptores D2 inhibidores, con lo que aumenta aún más la cantidad de este neurotransmisor. Esto hace que para obtener los efectos placenteros se necesite una dosis de droga cada vez mayor. Es como si las neuronas D2, que en cierta forma constituyen uno de los modos de controlar el exceso, fueran desapareciendo progresivamente como consecuencia del consumo excesivo perdiéndose, en parte por esta causa, el autocontrol.
- En segundo lugar, las drogas producen cambios permanentes en la arquitectura de las neuronas espinosas del núcleo *accumbens*. En las neuronas D1 modifican la expresión de los

genes responsables de la fabricación de las proteínas necesarias para mantener la arquitectura de las espinas dendríticas, por lo que disminuye el número de posibles sinapsis y por tanto se amplían los circuitos de recompensa. Esta modificación del ADN se hace crónica y dejan el ADN "abierto"[2] a la acción de estímulos posteriores, de forma que contribuyen de manera importante a la consolidación del estado adicto.

Cuando un proceso, como es este, cambia la expresión y traducción a proteína de genes, es mucho más difícil de revertir.

Por otra parte, la *dopamina* induce un aumento de los receptores del *glutamato* –el principal neurotransmisor excitador– estableciéndose un "aprendizaje tramposo" en el que, al inicio del consumo, se aprenden inconscientemente las circunstancias ambientales de la situación, asociando la recompensa a algo, un olor, un lugar... Al percibirlo de nuevo, la *dopamina* promueve el recuerdo inconscientemente asociado a la recompensa, y despierta la información necesaria para conseguir el premio.

Se trata de un aprendizaje "fatal" ya que se memorizan, de forma intrínsecamente asociadas, la emoción placentera de la droga y los procedimientos necesarios para conseguirla.

Todas las adiciones, aunque son diferentes, aumentan el baño del cerebro en dopamina

Nos detenemos en analizar las adiciones más frecuentes en la adolescencia y nos fijamos en las predisposiciones y situaciones que favorecen la adicción.

---

[2] La modificación química, por ejemplo la metilación o introducción de grupos metilo (CH3) en la molécula *citosina*, cambia la conformación estructural del ADN. Las proteínas que regulan la expresión alcanzan la secuencia que les corresponden con mayor facilidad y, según sea su actividad, aumentan o disminuyen la expresión del gen.

Alcohol y estimulantes

Algunos adolescentes tienen –incluso en la edad prepuberal– su primera exposición al alcohol, y con frecuencia episodios de un intenso consumo esporádico con el llamado "botellón". Las secuelas desagradables del consumo –nauseas y dolor de cabeza– protegen en cierta medida, por eso corren un peligro especial los jóvenes que presumen de poder beber más que los demás sin padecer después una mala resaca.

Se sabe que el alcohol tiene un mecanismo de acción doble sobre el sistema de recompensa: por un lado estimula los receptores del GABA, el neurotransmisor inhibidor, y por otro bloquea los receptores NMDA del neurotransmisor *glutamato*. El cerebro trata de establecer un nuevo equilibrio entre el efecto excitador del *glutamato* –aumentando sus receptores– y disminuyendo la capacidad de los del inhibidor GABA. Incluso reduce los receptores D2 de la dopamina. Por ello, si falta el alcohol aparecen los temidos síntomas de abstinencia.

¿Existe predisposición al alcoholismo? Si, puesto que de hecho el síndrome de abstinencia se asocia también con la disminución de un conjunto de moléculas endógenas de la familia de los *opiáceos*, implicadas en las respuestas gratificantes. El alcohol se une a un tipo de receptores para los *opiáceos*, los llamados *receptores* "μ" y se ha demostrado que en las personas con predisposición al alcoholismo la cantidad de estos receptores es baja en la corteza prefrontal dorsolateral y cingular anterior.

> No obstante, aunque exista una cierta predisposición al alcoholismo, no se nace con un "cerebro alcohólico" sino que es precisamente el consumo excesivo de alcohol lo que altera el cerebro.

De forma similar, el consumo de sustancias psico-estimulantes entre los adolescentes responde al mero deseo de "sentirse mejor". Es más, a veces los utilizan como "complemento vitamínico" para estudiar en épocas de exámenes, o aguantar una noche de fiesta. Las anfetaminas

–en sus distintas variantes como también las bebidas energéticas o “drogas festivas”– además de impedir que la *dopamina* sea recapturada, aumentan la cantidad de la que se libera de nuevo, de forma que la concentración de *dopamina* se eleva muy rápidamente. En un primer momento aumenta el rendimiento del trabajo ya que crece la capacidad de atención, pero se inhibe la consolidación de los conocimientos al afectar la estructura neuronal. Al generar una onda de euforia rápida, enmascaran la fatiga física y psíquica, y someten el cuerpo y al sistema nervioso a un trabajo muy superior al tolerable.

Por ejemplo, el consumo frecuente de éxtasis, produce daño cerebral debido a que esta sustancia destroza materialmente neuronas rompiéndolas en fragmentos. El consumo puede inducir euforia, aumento de la sensación de intimidad con los demás –porque se refuerza la receptividad a la llamada “hormona de la confianza”, la *oxitocina*–, de la empatía, y una disminución de la ansiedad. Produce una pérdida de la timidez, le hace más extrovertido, con una sensación de alegría plena, de hiperactividad, y hasta una pérdida parcial del sentimiento de dolor físico.

> Las drogas estimulantes crean una fuerte dependencia psíquica al hacer que el adicto se sienta omnipotente en una sociedad en la que se le pide un alto rendimiento y exige una gran competitividad.

Consumo de heroína

Esta droga produce una profunda sensación de placer y relajación, que dura un corto período de tiempo. A continuación se experimenta un período de adormecimiento que es seguido por otro de agitación, durante el que aparece la ansiedad por consumir más.

Además de alterar a las neuronas, modifica las conexiones que establecen entre las diversas áreas cerebrales a través de las fibras y fascículos por los que fluye la información implicada en el control de la toma de decisiones.

En un estudio en el que se analizó la alteración de la arquitectura cerebral en 36 personas –la mitad con 10 años de dependencia de la heroína y la otra mitad con más de 10 años–, se ha puesto de manifiesto una pérdida de la integridad de la *materia blanca* que crece con el tiempo de dependencia.

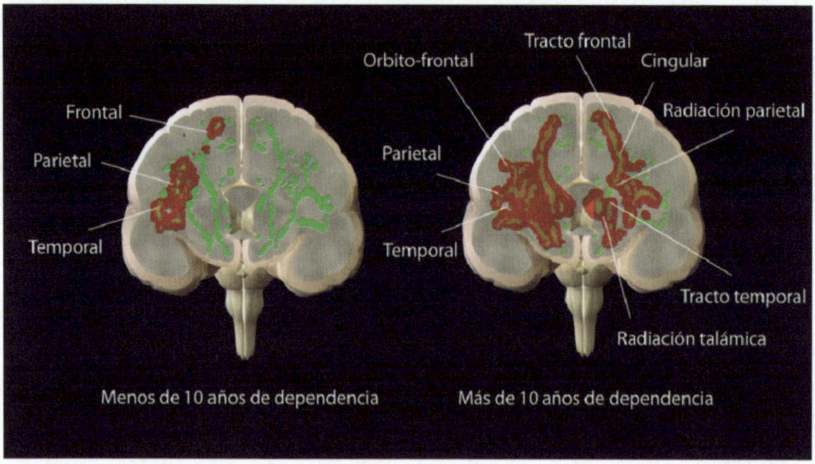

Alteración de la integridad de las conexiones neuronales en consumidores de heroína de menos (izquierda) y de más (derecha) de 10 años dependencia.

Trastornos de la alimentación: Anorexia

La anorexia es un trastorno de la conducta alimentaria, muy frecuentes en los adolescentes y especialmente en las chicas, que supone una restricción en la ingesta y de los alimentos más calóricos. Las personas con anorexia renuncian a comer, e incluso a menudo lo que comen lo eliminan mediante el vómito inducido.

Asocian la delgadez con la búsqueda de la perfección y la felicidad; se preocupan excesivamente de lo que opinen los demás y suelen presentar un autocontrol exagerado.

¿A qué son adictas estas personas? Es obvio que pasar hambre no es algo precisamente grato. Ante los conflictos, especialmente los escolares o los familiares, desarrollan de modo inconsciente una fijación hacia el cuerpo y pierden el sentido de ingerir comida como instinto básico para la supervivencia. Sienten mayor placer al ayunar que al comer, de forma que la misma privación es la droga que desencadena la adicción. Los mecanismos cerebrales del placer se trastornan de tal manera que el castigo pasa a ser una forma de recompensa; asocian el no comer con la recompensa y de este modo se vuelven adictos al hambre.

> Al inicio las personas con anorexia experimentan la mordedura del hambre pero buscan formas de superarla convirtiendo la dieta en una realización, un logro definitivo, que llegan a desear con ansia.

Al final, la anorexia es un trastorno psiquiátrico grave que genera una adicción compulsiva a la inanición. Cuando la enfermedad ha avanzado se produce una deformación de la imagen corporal de forma que se ven gruesos aunque sea visible su extrema delgadez.

Han desarrollado una alteración de la red cerebral mediante la que se percibe la propia imagen. En efecto están alteradas las conexiones del área bajo el giro cingular, área que controla las emociones y es el foco de la atención y la intencionalidad de la conducta. También está afectada la ínsula implicada en la percepción de la autoimagen y en la percepción de los sabores.

Adiciones modernas: las nuevas tecnologías

Hemos visto que el cerebro adolescente es más vulnerable a la adicción debido a su propia inmadurez. Tenemos que considerar si esta vulnerabilidad natural no se está facilitando en la sociedad actual por el acceso sin esfuerzo a casi todo lo que desea y si no se está potenciando por las formas de vida virtual.

Hoy conocemos que las nuevas tecnologías afectan a la red neuronal del sistema de recompensa, lo que se traduce en la promoción de un comportamiento impulsivo, con atención deficiente y menor control.

Quizás el factor que más influye en llegar a ser adicto es la posibilidad que ofrecen de esconderse en el anonimato, hablar continuamente de sí mismos y del propio estado de ánimo, de los cambios de humor, y de las emociones de una forma superficial que acaba con la intimidad.

> Todo esto es fácil y, en principio, gratificante. Pero poco a poco, el sentimiento de soledad se hace mucho más intenso e inaguantable, lo que lleva a aumentar la necesidad de establecer conexiones con otros a fin de evitar la ansiedad generada ante quedarse a solas con uno mismo.

Otro factor que influye es la visibilidad ante los demás, el alimentar el "ego" al poder recrear el perfil o la personalidad que se desearía tener y estar conectado siempre conectado a esos "amigos" que engordan la lista de seguidores.

Todo ello hace aumentar la *dopamina* en el cerebro lo que produce un "subidón emocional", alegría, o incluso euforia. Junto a esto el hecho de que, en general, no se sienten amenazados, ya que por lo general cuentan con techo, una cama y una nevera repleta.

Todo se une para que no tengan motivaciones para cambiar de comportamiento.

Los adolescentes con Trastorno de Adición a Internet tienen alterada la microestructura cerebral

Se han detectado una serie de cambios cuantificables a nivel neurobiológico, en los adolescentes adictos a internet. Afectan, concretamente, a las fibras de la sustancia blanca que conectan los circuitos para procesar el impulso motivado por la recompensa emocional, la memoria y el control cognitivo que permite frenar la respuesta.

Se entiende, por tanto, que disminuya el control de los impulsos y la capacidad de decidir.

La alteración de la integridad de las fibras –en concreto las de conexión de la corteza orbitofrontal, que regula la amígdala encargada de evaluar el estímulo– es mayor cuanto más tiempo haya durado la adicción. También se ven afectadas las de la corteza cingulada anterior, especializada en los conflictos emocionales o cognitivos que pueden presentarse ante una decisión. Y las conexiones con regiones dorsales de la corteza prefrontal establecen una red de memoria de trabajo, o *memoria intemporal*, para mantener en presente la evaluación, comparación y elección entre opciones.

Otras conexiones alteradas son las fibras de la cápsula externa implicada en el procesamiento de las expectativas de recompensa, y las del cuerpo calloso, por lo que se genera el trastorno de ansiedad emocional que acompaña a la adicción.

Por último, se afectan las fibras de la corona radiada, un conjunto de fibras que van del tálamo a la corteza y la unen a la cápsula interna y proporcionar conexiones importantes entre los cuatro lóbulos.

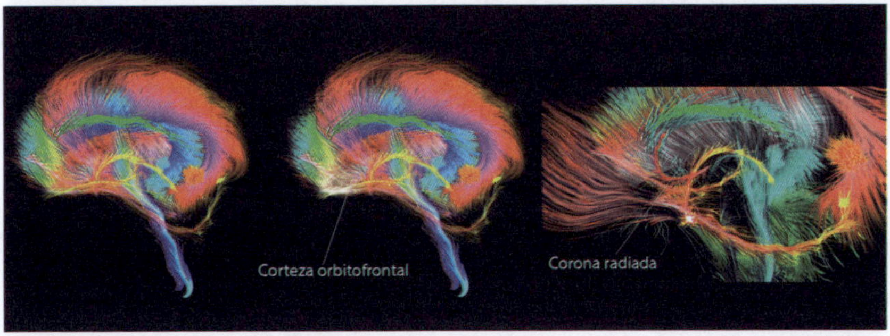

Dos de las alteraciones de la integridad de las conexiones de la región orbitofrontal y la corona radiada producidas por el Trastorno de Adición a Internet de adolescentes. Se observa la pérdida del color de la fibra respecto a la coloración que presentan las del cerebro control. El color es indicativo de la integridad y orientación de la fibra.

Juego online multijugador o video-juegos

En la infancia jugar forma parte del proceso de aprendizaje y memoria. El niño graba en su cerebro y perfecciona los programas senso-motores. En cambio, en los adultos el juego compulsivo es insatisfactorio incluso ganando porque siempre se quiere más. Proporciona placer el riesgo que conlleva y, en parte, el reto que supone llegar a dominarlo. Sin embargo, llega un momento en el que ya no se juega por diversión, sino por una irresistible necesidad.

Los jugadores patológicos son más impulsivos y presentan un deterioro del autocontrol al igual como ocurre con otras adicciones. Tienen alterada la sincronización de la comunicación entre regiones de la corteza cingular anterior y la posterior que participan en el procesamiento de la autoconciencia.

> Los juegos de rol en Internet ofrecen la posibilidad de elegir la identidad en un mundo virtual y tiene un efecto de recompensa similar al de la ganancia de dinero en el juego. Alteran el estado emocional del jugador que puede acabar creando la "obligación" de jugar, la adicción.

Los chicos se ven más afectados por este tipo de adicción que las chicas, debido a que su sistema de recompensa es más activo. El vídeo-juego, o los juegos online multijugador, ponen al alcance de la mano del adolescente deseos y ocasiones de ganar y, con ello, la posibilidad de alcanzar un reconocimiento ante los demás, integrarse en un grupo con tareas específicas y con grandes motivaciones por la posibilidad de subir en su escalafón. Llega un momento en el que incluso quieren desaparecer del mapa social real, ya que estos juegos se convierten en el refugio para sus frustraciones o inseguridades.

Conocer las causas que disparan la adición para prevenir

Está claro que la adicción no se desarrolla de forma inmediata tras un primer consumo. Sin embargo, las posibilidades de consumir, engancharse y reiterarlo son tan asequibles que se hace necesario un esfuerzo especial en la prevención.

En general se cae más fácilmente en la adicción cuanto a menor edad se comience el consumo, ya que el cerebro está aún más inmaduro; la edad también tiene que ver con otros factores sobre todo con la facilidad o dificultad de alcanzar la droga y también con las motivaciones.

El aspecto más importante para la prevención es conocer qué le mueve en concreto a la adicción. En las fases iniciales consumir droga es una acción motivada por estar dirigida hacia la obtención de placer, bienestar o euforia. El propósito principal es divertirse y/o no ser excluido de la "tribu". Las experiencias en las relaciones con los demás y el propio comportamiento afectan de forma especial. Las relaciones con los compañeros de la escuela, el primer enamoramiento, sentir rechazo social, son factores, entre otros, que conllevan estrés emocional. Ese dolor, el sufrimiento, o la emoción negativa se convierten en motivación para consumir.

El ambiente en que se crece y el temperamento influyen mucho; y, en definitiva, son las vivencias negativas, los desapegos, o las frustraciones lo que mueven al adolescente a buscar la droga, el juego, o a dejarse atrapar por las redes. Las experiencias negativas alteran las vías de señalización por las que el cerebro reconoce los estímulos placenteros, lo que incrementa la vulnerabilidad. El estrés por el rechazo social perjudica el desarrollo de los procesos que conectan la corteza prefrontal con la amígdala, indispensable para el establecimiento de las capacidades cognitivas y el control de las emociones y deseos.

Estudios epidemiológicos muestran una relación directa entre el número y tipo de experiencias adversas en la infancia y el inicio precoz del consumo de drogas.

Por otra parte, detrás de una anorexia se suele esconder una baja autoestima –que hay recuperar con entrenamientos emocionales– y generalmente la implicación en un problema familiar que hay que tratar de delimitar.

El consumo de porros parece movido por el deseo de ganarse la estima de los iguales. Son conductas en las edades en que priman las "apuestas de alto riesgo" con las que el adolescente quiere demostrar, a él mismo y a los demás, que es capaz de hacer algo por sí mismo. Está comprobado que los adolescentes toman más decisiones de riesgo en presencia de sus iguales. Lo que opinan y pueden opinar sobre él supone un refuerzo secundario que sustituyen al refuerzo que proporciona en la infancia la confianza en los padres.

Ahora bien, no todos los adolescentes son igualmente vulnerables y lógicamente aquellos que tienen temperamentos más vulnerables requieren más atención. Existe, de hecho, en algunos adolescentes una predisposición biológica a sufrir el llamado "síndrome de déficit de recompensa", un estado de ánimo depresivo en el que nada les resulta placentero y reconfortante. Se ha determinado que en ellos hay un nivel bajo de receptores de la *dopamina* en el núcleo *accumbens*, por lo que el efecto placentero es muy pobre y buscan siempre experiencias que liberen esta sustancia en cantidad.

Otros temperamentos son muy proclives a la dependencia. Se ha relacionado con que poseen una variante concreta del gen que expresa el *receptor* tipo "μ" de los *opioides*, a los que se unen las moléculas endógenas implicadas en las respuestas gratificantes, con lo que se altera la concentración de sustancias que influyen en el mecanismo de recompensa.

Los temperamentos muy impulsivos cuentan con un pobre autocontrol para frenar el deseo cuando se encuentran con el estímulo asociado a la droga o a la conducta adictiva. Hay diferencias individuales en la capacidad de la corteza prefrontal dorsolateral de estimular la corteza orbito frontal y generar el "stop".

En el uso no saludable de las nuevas tecnologías, por ejemplo ante ese "juego preferido" del que no puede abstenerse, es muy necesario conocer qué necesidades satisfacen por esa vía, para poder proponer e impulsar actividades alternativas. No es suficiente solamente que lo deje y menos aún que lo haga poco a poco.

> La pregunta clave es pues ¿qué se esconde tras la conducta adictiva de ese adolescente?

Pese a que algunos comportamientos de los adolescentes puedan considerarse irremediables, es posible aplicar alguna estrategia de prevención. A la hora de prevenir, la elección del grupo de compañeros es clave. Y es importante todo aquello que suponga tratar de eliminar o disminuir los riesgos reales mediante normas de conducta que les proteja de las imprudencias: informarles y advertirles sobre las consecuencias reales que conllevan las acciones, estableciendo y pactando con ellos unas normas familiares y sociales que les enseñen con qué se juegan la vida, la salud y, en definitiva, la felicidad.

En el *pack* del compromiso consigo mismos no puede faltar el ingrediente esencial de fomento de aficiones deportivas, artísticas, de contacto con la naturaleza, etc. Y tampoco, las metas ambiciosas que se incentivan con la admiración hacia quienes dan una imagen positiva de conductas generosas, que arriesgan por los demás. El atractivo de esas vidas enseña. Aporta una gran motivación, porque les gustaría ser como ellos.

> Importa mucho incentivarles a que se miren en el espejo de conductas atractivas y prudentes con las que puedan identificar su existencia y dar sentido a su vida.

Recuperarse de una adicción

Salir de una adicción es una tarea complicada, pero no imposible. Como señalamos antes, para quien ha caído en la trampa el buscar y tomar la droga se convierte en un hábito automático que se ha memorizado sin un control consciente.

Entonces, no son suficientes las medidas positivas que mencionamos para ayudarle a encontrar alternativas gratas que disminuyan las tentaciones de refugiarse en la drogadicción.

El simple deseo de consumir o de realizar una tarea adictiva se convierte en "ansia" y entonces es más fácil reincidir. El cerebro ha cambiado y se ha perdido el autocontrol, de forma que se queda sin capacidad de inhibir la respuesta automática.

¿Por qué tiene tanta fuerza la reincidencia? La razón es que en el cerebro del adicto, las regiones orbito frontal de la corteza prefrontal –que aporta la racionalidad– y dorsal anterior de la corteza cingular –que "resuelve" los conflictos– quedaron dormidas. La región dorsolateral de la corteza prefrontal del hemisferio izquierdo se activa ante un breve estimulo relacionado con el adicción y esta región reactiva las áreas corticales dormidas y también el núcleo *accumbens.*

Es una peculiar situación del tribunal que juzga el estímulo en unas condiciones muy concretas: la amígdala perdió la regulación por la corteza y, sin embargo, va a reevaluar el estímulo con la incorporación de lo estresante de la situación, a través del hipocampo, y recibiendo información de la ansiedad de su estado interior a través de la ínsula.

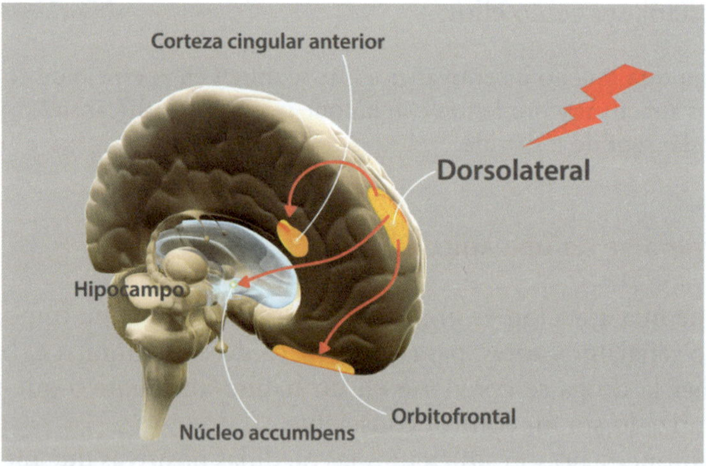

La aparición de un estímulo relacionado con la droga reactiva la región dorsolateral que despierta el cerebro adormecido provocando la recaída.

La racionalidad, la motivación, el empuje, la iniciativa, la persistencia y el esfuerzo para lograr los objetivos se centran exclusivamente en adquirir la droga o conseguir la tecnología necesaria para satisfacer la conducta adictiva. De ahí el sesgo hacia los estímulos relacionados con la consecución de la droga y sus refuerzos puesto que la atención se dirige a esa meta.

Al desconectarse de los sistemas de recompensa equilibrados se pierde la vía natural de evitar los daños; esto es, el funcionamiento del sistema de huida del castigo.

La disfunción del circuito de control genera la impulsividad o a la compulsividad de las respuestas automáticas porque incapacita para suprimir la intensidad emocional, la ansiedad y los afectos negativos. Precisamente es el silenciamiento de estas áreas reguladoras lo que hace tan difícil la motivación del adicto para mantenerse apartado de la droga y explica el malestar emocional del síndrome de abstinencia.

Sin embargo, se puede luchar para que este proceso por el que el estímulo despierta el cerebro adormecido no tenga necesariamente que provocar una recaída: la región orbitofrontal, que tramita las consecuencias futuras al controlar las emociones, permite la aparición de la señal de stop que frena el impulso.

Para ello las conexiones de esta región con la amígdala deben ser fuertes, lo que consigue el entrenamiento en "decir no" a muchas otras cosas. El fortalecimiento de la voluntad es la mejor prevención. Como tratamos más arriba, se potencia además entrenando a "decir si" a lo que es valioso y atractivo, aunque suponga esfuerzo.

Una buena estrategia de recuperación consiste en el refuerzo negativo del castigo

La idea de un castigo como medida saludable no es bienvenida actualmente. Es más, aparece en algunos entornos como un delito. Pero, si a un crío no se le ha castigado sin móvil un fin de semana, o a un menos crío no se le ha obligado a realizar algún trabajo para pagar la multa por romper escaparates, o a pagar la indemnización por colgar unas fotos conseguidas con engaño, o... salir adelante sin sufrir carencias, será poco menos que muy difícil recuperarse.

Pensemos en el púber o el adolescente adicto ya. Como venimos repitiendo, el elemento clave en la recuperación es el cambio de signo del balance riesgo-beneficio. El desequilibrio tan acentuado hacia la búsqueda de recompensas sin que la huida del castigo tenga fuerza alguna, obliga como salida a poner límites a lo que concesiones naturales para unos padres.

Recuperar el balance entre beneficios y riesgos, necesita que la experiencia directa de las consecuencias de sus actuaciones reste de los beneficios.

> Las estrategias cognitivas han de suponer bastante más que el mero conocimiento teórico, "en frío", de las consecuencias de la adicción.

Pero no solo. Al mismo tiempo, el control también se apoya en estrategias de conducta que tratan por todos los medios de reducir lo que supone fricción o tensión y proporcionar recompensas alternativas para evitar el consumo. De forma que el sistema de recompensa pueda volver a evaluar y cambiar de signo la relación entre los beneficios y los daños.

Por otra parte, existe un auténtico arsenal de fármacos que pueden sumarse a los tratamientos conductuales para promover el autocontrol.

Lo que es evidente es que se requiere una ayuda que ponga en funcionamiento los puntos de apoyo de todas las palancas de la adolescencia.

El Experimento Islandés: es posible un estilo de vida sensata

El psiquiatra Milkman llegó –en los años setenta en que realizaba su tesis doctoral en Nueva York– a la conclusión de que la elección de la marihuana o la heroína por parte de los universitarios de su entorno dependían del manejo personal del estrés. Los adictos a la heroína comenzaron a consumirla porque querían anestesiarse; por el contrario, los que consumían anfetaminas lo hacían para enfrentarse al estrés de forma activa. En todo caso ante la confrontación buscaban el "subidón".

En 1992, Milkman comenzó en Denver un programa "Descubrirse a sí mismo", con adolescentes a partir de los 14 años que tenían ya problemas con drogas o habían cometido delitos menores. «No les dijimos nada sobre un tratamiento, en lugar de eso les ofrecimos lo siguiente: "Os enseñamos todo lo que queráis aprender; música, danza, hip-hop, pintura o artes marciales"»[3]. Se trataba de que aprendieran a entender su vida, perder sus miedos y experimentar el "subidón" sin necesidad de consumir. La duración del programa era de 3 meses pero algunos necesitaron 5 años.

A finales de los años noventa el Estado Islandés instauro este programa de prevención, asesorado por Milkman. Endureció las leyes de protección de la infancia y la juventud. Se les animó a ellos y a sus padres a utilizar la mayor parte del tiempo libre en actividades compartidas:

- con la familia
- en asociaciones culturales y deportivas

El Estado no escatimó en subvenciones para desarrollar el programa con seguimiento riguroso y profesional. Los resultados son espectaculares e invitan a la esperanza: En 2016 solo el 5 % de los menores de entre 15 y 16 años se emborracharon una vez al mes, mientras que en 2006 –10 años antes– habían alcanzado el 40 %.

En otros países se está siguiendo con éxito y se incluye en el programa obviamente los que padecen adición a las nuevas tecnologías.

[3] Artículo de Young, Emma en el n.º 93 de *Mente y cerebro*, pág. 13 y siguientes.

V.
¿Quién soy yo? ¿Cómo soy? Mi historia y mi futuro ¿Con o sin memoria?

La memoria redescubierta

No sé, querido lector, si eres de la generación en que aprendimos algunas cosas "al pie de la letra", sin darle importancia al hecho de no entenderlas del todo, porque confiábamos en que más adelante las comprenderíamos todas. Sin embargo, por entonces estaba ya mal visto saber solo de "carrerilla".

A lo largo de la vida he agradecido saber muchas cosas de memoria por haberlas almacenado en lo que se denomina la *memoria semántica*. No creo que la memoria sea la inteligencia de los torpes. Sigo pensando que, en lo que tenemos dentro, hay una base necesaria para ser competentes, y no solo por las habilidades guardadas en la memoria procedimental, la de los programas automatizados como puede ser el montar en bicicleta o tocar el piano.

Siempre hay tiempo para volver sobre lo que está grabado dentro, recordarlo, comprenderlo, y que forme parte de nuestro subsuelo cultural e intelectual. Todo aquello que no querríamos perder no deberíamos confiarlo solo a un soporte electrónico. Antes de poder guardar una copia, tendríamos que hacerla pasar a enriquecer el mundo interior, habitualmente inconsciente.

Nuestra capacidad de combinar datos pasa por apropiarse de ellos para poder usarlos y construir desde algo más que un mero "partir de cero".

Es más, lo aprendido hoy tiene que integrarse con lo aprendido ayer y ha de borrarse lo flojo o incoherente, para que no quede por ahí estorbando. Esa integración mía y ese lavado mío lo hace mi cerebro durante mi sueño reparador. Estoy segura de que no se aprende un idioma, en no sé cuántos pocos días, aprovechando el dormir; pero dormir en paz es importante. Dormir bastante y bien es esencial para todos, pero especialmente en la etapa adolescente ya que hay una relación directa con la maduración cerebral del sistema de la recompensa. La falta o la poca calidad del sueño les deja en una situación de menor reactividad a la gratificación: necesitan aún más estímulos.

Todo ese nuestro mundo interior está ahí, bajo el golpe de intuición que permite entender, dar con la solución precisa. Cuando se almacena en la propia memoria, los recuerdos guardados crean un bagaje mental que permite agilidad, imaginación y creatividad. El mundo interior "enciende" la imaginación cuando uno se sumerge en ese estado de fluidez mental, en que no piensas en nada y no filtras ni siquiera los pensamientos ilógicos. Pero la chispa solo salta cuando hay un gran bagaje detrás: después vendrá la tarea de construir lo intuido. «No creo en las musas…, pero si llegan que me pillen trabajando» (Pablo Picasso).

El "guardado fuera" de hoy tiene una eficacia que no podíamos imaginar en mi época de estudiante. Lógicamente, desde hace años es ya prácticamente imposible trabajar sin la ayuda de la informática. Descargar datos en soporte electrónico supone aliviar la tarea y sobre todo asegurarlos del olvido. Uno puede ordenar los datos de forma sistemática y rigurosa. Pero la experiencia dice que aun así la memoria propia es un GPS para el ordenador. Aquellos datos que te han sorprendido y cautivado los recuerdas y los encuentras más fácilmente que el resto. La marca de tu emoción no se guarda en el ordenador, la guardas en tu interior.

Desde tiempo atrás, se puso de moda valorar en muy poco la memoria, mientras que se confía más y m en los sistemas informáticos y virtuales de almacenamiento de conocimientos y recuerdos.

Pero entrenar la propia memoria aumenta la reserva cognitiva y las posibilidades reales. El cerebro es como es y como cada uno lo construye con su propia vida. Está claro que no se puede aprender a base de acumulación de información en muy poco tiempo. La adquisición de conocimientos requiere largos periodos de tiempo: el aprendizaje requiere su tiempo y su reposo. Indudablemente el estímulo mental –aprender, cultivarse y memorizar– aumenta el volumen y la densidad de la sustancia gris, como hemos comentado anteriormente, y permite al cerebro funcionar utilizando mejor los circuitos neuronales y optimizar su funcionamiento aumentando la plasticidad de las conexiones entre las neuronas.

Se trataría por tanto de conocer los límites propios, la necesidad de aligerar la memoria cuando "el saber sí ocupa lugar" sin desmemoriar el cerebro, algo que para las nuevas generaciones es todo un reto.

La gran palanca del adolescente

Los adolescentes cuentan con una gran palanca, un gran apoyo, para el reto de cultivar la memoria: quieren y necesitan saber cómo y quiénes son. En efecto, mucho más que cualquier otra cosa les interesa saber sobre ellos mismos. Para conseguirlo acuden a una vía muy directa: averiguar cómo los perciben los demás, idea que algunos psicólogos han dado en llamar "el yo-espejo". Pero la gran vía es el conocerse a sí mismo por un auto-análisis personal.

En cualquier caso el conocimiento de "sí mismo" cambia profundamente durante la adolescencia y es una buena tarea pendiente. Desde el punto de vista evolutivo resulta muy lógico que les preocupe lo que los demás piensen de ellos, y en buena medida se hagan dependientes de esa opinión. La adolescencia exige hacerse más autónomo, salir del núcleo familiar a la sociedad, y el paso intermedio son sus iguales. Han de elaborar, de forma abierta al mundo social, el sentido de su propio yo.

De niños, con sólo un año y medio, se reconocen en el espejo y a los dos años conjugan el "yo" y el "mi". A los tres años dan nombre a sus emociones y después comienzan a compararse y autovalorarse. La autoestima de los niños –un sentimiento más que una valoración racional– es alta y poco realista. Con la adolescencia esta percepción subjetiva positiva de uno mismo decae y a veces incluso se desdibuja. En esta época necesita ajustarla a la realidad, lo que tiene una gran influencia en su vida ya que posibilita el control de las emociones y de los impulsos.

El "propio yo" sirve como una especie de superficie de proyección con una clara frontera entre lo interno y lo externo. Los pensamientos y los sentimientos, los motivos y los recuerdos se perciben como pertenecientes a la propia mismidad, y no se confunden con los de otras personas.

Esta separación entre uno y los demás es un primer rasgo importante del "yo mismo". El segundo rasgo es la estabilidad: la superficie de separación –el sentido de sí mismo– es como un armazón consistente y suficientemente flexible para dilatar y reconstruir. Se proyecta en él todo un almacén de experiencias que forman una representación de lo que nuestro "yo" ha vivido, y del modo en que lo ha hecho.

Es la *memoria biográfica*, íntima a cada uno.

También con la adolescencia viene la autorreflexión sobre el contenido de la memoria de la propia vida. Es lo que se denomina la *metamemoria*[1]. Está formada por todas las estrategias que son necesarias para el registro, almacenamiento y la recuperación de la información.

[1] La metamemoria es el grado de conocimiento y conciencia que cada uno tenemos acerca de nuestra propia memoria y de sus peculiaridades.

Esta capacidad de introspección[2] crece paralela al desarrollo intelectual, y ambas capacidades se influyen. Mejora durante la infancia y continúa incrementándose en la adolescencia temprana, apoyada en los cambios estructurales que ocurren en la corteza insular anterior, que informa del estado y los cambios corporales y la región ventromedial de la corteza prefrontal, experta en la valoración de estímulos.

La *metamemoria*, como capacidad de evaluar la precisión y el realismo con que se han almacenado los propios recuerdos, es esencial para guiar el aprendizaje y la toma de decisiones.

Pero ¿qué es la memoria? ¿Cuántos tipos hay? ¿Las compartimos con los animales?

La memoria amuebla el cerebro

En 1949 el psicólogo canadiense Donald Hebb propuso que durante el aprendizaje se genera una actividad eléctrica en grupos de neuronas que provoca el aumento de la fuerza de las sinápticas entre ellas. Más tarde, Eric Kandel, premio Nobel de Medicina, observo un cambio de la sinapsis con el aprendizaje, y pudo deducir que un recuerdo se produce cuando dos neuronas se activan simultáneamente de tal forma que se refuerza la sinapsis entre ellas.

La memoria es como una copia de seguridad de lo que ocurre en cualquier proceso y en cualquier evento. Puede ser de corta o de larga duración.

Cada componente del sistema nervioso tiene su propia memoria. Al procesarse una información concreta se modifican las sinapsis dando lugar, en fracción de segundos, a un patrón de actividad: una red de neuronas pertenecientes a diferentes áreas especializadas que se activan al mismo tiempo. La copia de memoria se forma al

[2] Capacidad definida como la observación que una persona hace de su propia conciencia o de sus estados de ánimo para reflexionar sobre ellos.

generarse una actividad eléctrica –por movimiento de iones cargados positivamente–, que deja constancia de que esas neuronas han estado activas y conectadas a simultáneo.

Fuster habló en este sentido de «redes de memoria». Toda red, cada memoria, parte de elementos pertenecientes a otras redes pre-existentes, conectando una espina de una dendrita de una neurona con el axón de otra; las nuevas experiencias establecen nuevas conexiones a la red existente, activando las sinapsis por asociación y creando un nuevo perfil de activación debido al cambio de la reconfiguración de la red.

La copia de seguridad es intrínseca a los patrones de activación que se reúnen en redes con una determinada configuración. La información que contiene la representación mental de ese patrón de activación crea un "símbolo mental" en que ya aparecen combinados los patrones correspondientes a los estímulos visuales, olfativos, auditivos, de una impresión, o una emoción. Igualmente el conjunto de esas representaciones complejas, y unificadas como un todo, forman el recuerdo en tanto se han percibido simultáneamente. De ahí que ver en foto una esquina de una habitación concreta o un olor casi imperceptible nos haga presente, por ejemplo, el comedor de la abuela en Navidad, e incluso la cena en concreto de un año especial: unos patrones llaman a otros.

Una memoria a corto plazo se forma cuando una neurona libera el neurotransmisor excitador *glutamato* (en rojo en la figura) y este se une a sus *receptores AMPA* de la otra neurona permitiendo la entrada de *iones sodio*.

Ahora bien, las memorias se han de consolidar para que los recuerdos se guarden a largo plazo. Consolidar un patrón es reforzar unas conexiones y debilitar otras por repetición de experiencias o entrenamiento. También los recuerdos se fijan y se almacenan si la intensidad del estímulo es muy fuerte. En ambos casos tiene lugar un aumento de la cantidad de *glutamato*, liberado por la neurona presináptica.

Entonces, además de unirse este a los *receptores AMPA* se liberan los *iones magnesio* (en verde) que bloqueaban los *receptores NMDA,* con lo que pueden pasar por ellos, como por un canal despejado, los *iones calcio* (en azul) al interior de la neurona postsináptica.

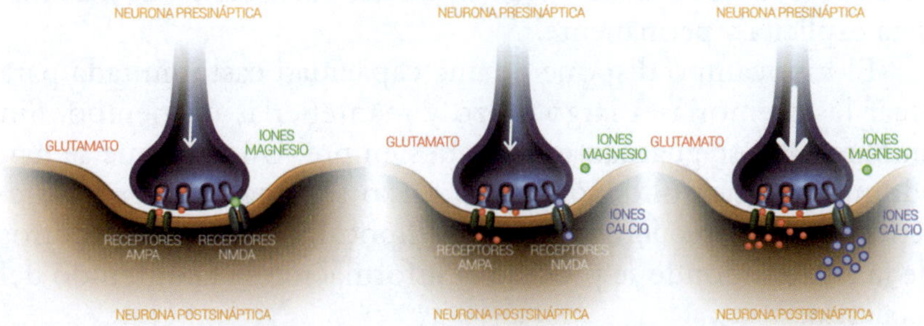

El cambio que se genera en las neuronas está relacionado con las reacciones que producen los iones calcio (azul). Cuando una neurona recibe información, libera el neurotransmisor glutamato (rojo) y receptores de la otra neurona expulsan los iones magnesio (verde), permitiendo la entrada de iones calcio al interior de la neurona. Este cambio fortalece la conexión entre ambas neuronas: es memoria de esa interacción entre las dos.

La entrada masiva de *iones calcio* permite activar la expresión de genes y la formación de nuevas proteínas que permanecen en la célula modificando sus funciones y su arquitectura funcional. Constituyen señales de memoria a largo plazo. Esto es, cuando la cantidad de *iones calcio* sobrepasa un umbral migran al núcleo de la neurona, activan la expresión de genes y se sintetizan las proteínas necesarias para modificar la estructura de la neurona. Ese cambio es una copia de seguridad a largo plazo.

Es decir, para la memoria a corto plazo se emplea lo que ya hay en la neurona, mientras que para el largo plazo hace falta la producción de nuevas proteínas.

Lógicamente, fue necesario crear y que poder almacenar la copia de seguridad a largo plazo. El hipocampo es la "central de creación de copias". Situado en el lóbulo temporal, tiene como llave para muchas memorias la corteza entorrinal, de tal manera que sólo de las informaciones que entren a través de esta área podrán crear su copia de seguridad. Bien guardado todo aquello de interés para el recuerdo forman, desde entonces, parte del pasado de manera explícita y permanente.

El hipocampo dispone de una capacidad casi ilimitada para crear las memorias a largo plazo y mantenerlas un tiempo. Sin embargo, no se guardan en él para siempre. Una vez que se han adquirido y consolidado a largo plazo se produce una transferencia de esos recuerdos desde el hipocampo hacia los centros de la corteza donde se procesó la información del contenido del recuerdo.

Desde estas zonas de la corteza los recuperamos conscientemente cada vez que queremos recordarlos. De ahí que para recuperar los recuerdos se reactiven los mismos circuitos neuronales que en la experiencia original.

Los diversos aspectos del recuerdo se vinculan de nuevo y se integran, al conectarse en una red que tiene el hipocampo como organizador-secuenciador de las facetas del recuerdo. Se puede así rescribir el recuerdo con la perspectiva de la situación del presente.

Las memorias, en plural

Como recoge el esquema siguiente existen diferentes tipos de memorias, que se procesan y guardan en zonas concretas del cerebro.

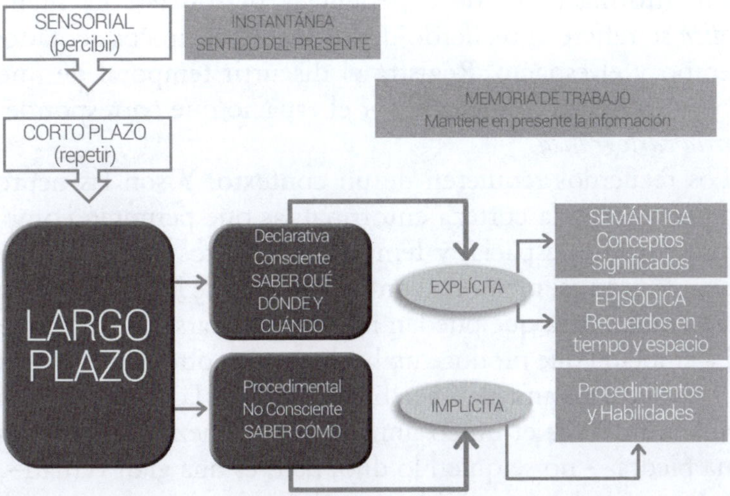

Las memorias guardan los recuerdos de corto o largo plazo. Además de las memorias declarativas/explicitas y la procedimental-implícita existe la memoria en presente, que no guarda recuerdos sino que mantiene la información disponible en presente.

La *memoria perceptiva* guarda lo que ha entrado al cerebro por los sentidos y la compartimos con los animales.

La *memoria procedimental* es implícita y rígida y guarda aprendizajes, automatismos y hábitos. Es una memoria de acción que no requiere recuerdos conscientes; radica en las mismas regiones cerebrales que procesa la información sensorial y motora, y que el cerebro recupera convocando el "programa de acción" de forma inconsciente. Al principio, cuando se está creando, hay que mantener la información en presente, después se automatiza con la repetición de la secuencia de los pasos del programa. El aprendizaje de los animales es así.

Las memorias declarativas –*semántica* y *episódica*– almacenan aquello que puede ser nombrado y recordado conscientemente con conocimiento de su significado. Almacenan informaciones percibidas, ya sea sin relación directa con algo sucedido a uno mismo, o bien informaciones de experiencias personales. La memoria *episódica* se refiere al recuerdo de los instantes únicos acotados en el tiempo y el espacio. Registra el discurrir temporal de nuestra vida y nuestros movimientos por el espacio que corresponde a la *memoria cartográfica*.

Los recuerdos requieren de un contexto. Y son las neuronas del hipocampo y la corteza entorrinal las que permiten combinar la representación espacial y temporal con otros datos relativos al suceso, creando así memoria contextualizada de las diferentes experiencias, de manera que puedan luego recuperarse conjuntamente.

La emoción que produce un hecho genera otro patrón de activación, esta vez en la amígdala cerebral, creándose la *memoria emocional.*

«El hombre es el único animal que tropieza dos veces en la misma piedra» –no se quien lo dijo, pero es una gran verdad–, los animales recuerdan que se hicieron daño simplemente con volver a ver esa piedra. Solo en ese momento en que la tienen presente y por tanto no la pisan de nuevo. Sus experiencias –las emociones que las acompañaron– las guardan con cartel de "conveniente repetir" o "conveniente salir huyendo" y las recuerdan siempre y cuando se repita la misma situación.

El hipocampo confecciona los mapas que orientan navegar por la vida

Es posible que no hayamos caído en la cuenta de que tenemos dentro un GPS. Posiblemente si hayamos pensado en el GPS por el que nos orientamos en el espacio físico, ya que guardamos en la memoria los caminos que nos conducen a un sitio concreto. Los animales también tienen una *memoria cartográfica,* aunque limitada exclusivamente al entorno en que se desenvuelven.

Nosotros además construimos mapas, no ya de nuestro entorno cercano, sino incluso de cartas de navegación o de la localización de las galaxias. Pues bien, no solo guardamos en la memoria mapas del mundo físico, sino también el mapa social en que situamos a las personas según las distancias afectivas; los mapas cognitivos en que están organizados los conocimientos según que sean más o menos abstractos y los mapas del tiempo según el antes y el después.

Los cuatro constituyen las representaciones mentales interiores que nos orientan en las diversas facetas de nuestra vida. Estos mapas cognitivos amueblan nuestro cerebro.

La construcción y las características de la *memoria cartográfica* fue la que se conoció primero gracias a que el mecanismo básico que la sustenta lo compartimos con los animales. Los estudios en ratas pusieron de manifiesto que la información espacial de la memoria episódica requiere la red de conexiones de las neuronas de la corteza entorrinal, denominadas *células de la cuadrícula*, que registran en el cerebro los movimientos, actualizando sin cesar la localización física en un mapa cognitivo interior, que abarca todo el entorno. Cada una de ellas representa un lugar fijo; es decir, se estimula cuando el sujeto se encuentra en una determinada posición del entorno y se silencia si se mueve a otro lugar con independencia de la orientación de su marcha. Las neuronas reticulares de la corteza entorrinal reciben y trasladan la información a las neuronas piramidales CA1 específicas del hipocampo. Cada *célula de cuadrícula* activada conecta con una de las neuronas piramidales *células de lugar* que responden por tanto selectivamente.

El hipocampo construye así el mapa cognitivo del espacio: esta representación espacial organiza la experiencia en el contexto en que ocurren los sucesos, de tal manera que puedan luego recuperarse desde la memoria episódica. Aporta el contexto a los demás datos relativos al suceso y lo guarda a largo plazo como *memoria cartográfica*.

Las denominadas neuronas *células concepto* implicadas en facetas de las personas, objetos particulares, etc., abstraen lo relevante y dejan de lado los detalles.

Las neuronas *células de tiempo* del hipocampo ofrecen una organización temporal que representa los episodios en un mapa enmarcado en el tiempo.

Así pues las neuronas piramidales del hipocampo realizan una representación interna (*células concepto*), un mapa cognitivo del espacio (*células de lugar*) y un marco para el tiempo (*células de tiempo*). Desconocemos por ahora las neuronas del hipocampo implicadas en la elaboración del mapa social.

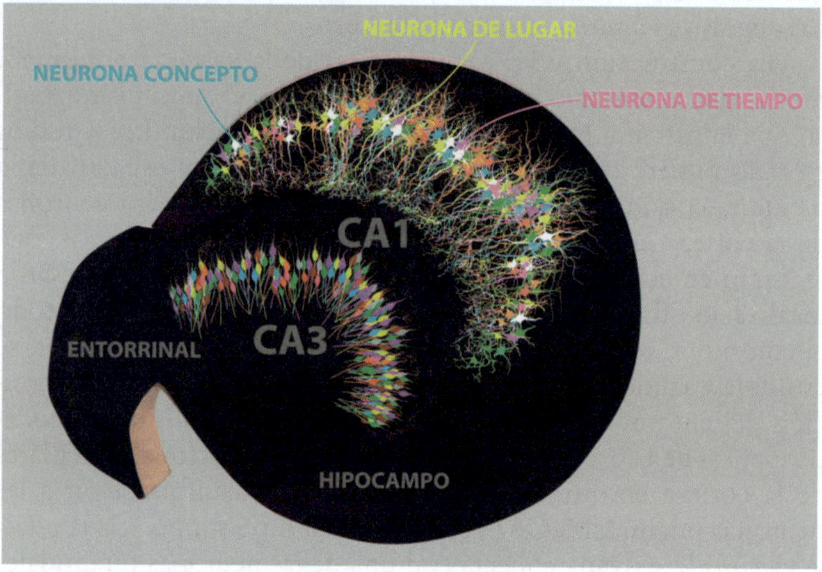

Las neuronas reticulares de la corteza entorrinal reciben y trasladan las informaciones de la corteza a las neuronas piramidales CA1 específicas del hipocampo, las cuales responden selectivamente construyendo las correspondientes representaciones.

Por los estudios de la *memoria cartográfica* conocimos también que hay una "puerta de entrada" a la central de elaboración del recuerdo. El hipocampo y la corteza entorrinal seleccionan las percepciones que pueden entrar a la memoria. Trabajan con enorme eficacia para desechar lo superfluo de las informaciones y retener los contenidos seleccionados para guardarlos como recuerdos. La novedad, la atención y las emociones facilitan la retención de lo percibido en la puerta de entrada. Los nuevos estímulos generan una emoción positiva que aumenta la dopamina y con ello facilitan la percepción. En el hipocampo las informaciones sensoriales nuevas se integran con los datos ya almacenados y sirven para ir ampliando los mapas cognitivos correspondientes.

Para que se retenga una imagen en la puerta de entrada de la *memoria semántica* muchos miles de neuronas empiezan a excitarse en el hipocampo y en la corteza entorrinal, con un ritmo sincrónico de unos 40 hercios unos 200 milisegundos después de haberla visto. La sincronización se pierde unos 800 milisegundos después.

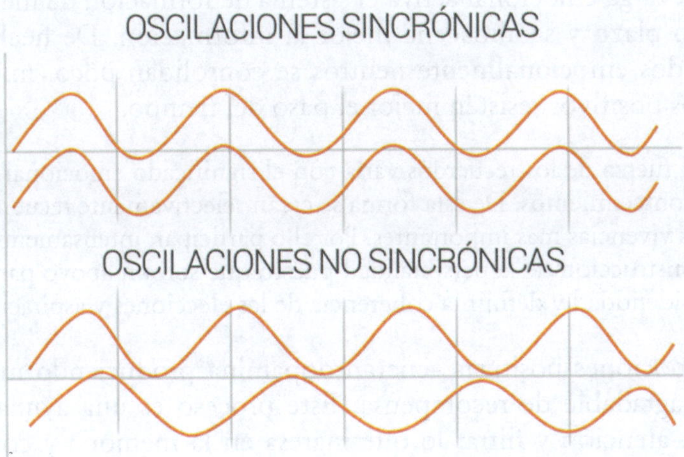

Las oscilaciones sincrónicas permiten el recuerdo. Si las oscilaciones se disparan de forma aleatoria, y sus máximos y mínimos no coinciden en el tiempo, no se guarda en la memoria.

Durante el tiempo de sincronización se graban las nuevas vivencias y se refuerzan las existentes, precisamente porque se refuerza las sinapsis cuando dos neuronas se activan simultáneamente mediante impulsos eléctricos de alta frecuencia.

Memoria emocional y memoria autobiográfica

Memoria emocional

La *memoria emocional* emplea los circuitos neuronales del complejo amigdalino para asociar los sentimientos a los sucesos.

Las emociones al rojo vivo durante la adolescencia, hace que den preferencia a unos recuerdos filtrando la memoria, aumentado la cantidad de detalles memorizados y la sensación de realidad. La preferencia se realiza en función del estado de ánimo cuando se produce el acontecimiento y modifica el conjunto de los componentes de la memoria.

La carga emocional activa el sistema de formación de memoria a largo plazo y se almacena mejor la información. De hecho los recuerdos emocionalmente neutros se consolidan poco, mientras que los positivos resisten mejor el paso del tiempo.

> La fuerza de los recuerdos varía con el significado emocional de los acontecimientos. De esta forma se crean selectivamente recuerdos de las vivencias más importantes. Por ello participan intensamente en la construcción de la personalidad puesto que son un apoyo para tejer la identidad y definir la coherencia de las elecciones y aspiraciones.

Las emociones positivas generan dopamina produciendo un estímulo agradable de recompensa. Este proceso es una ayuda para fijar la atención y filtrar lo que ingresa en la memoria y construye la reserva de conocimientos y experiencias propias. Cuando se trata de sucesos que fueron decisivos para la vida adquieren tal importancia, tal fuerza emocional, que ya se desea no perderlos ni olvidarlos nunca.

Pero no todos los recuerdos son igualmente bienvenidos en la conciencia. De alguna forma, todos querríamos suprimir algunos negativos, para preservar nuestro bienestar emocional, proteger nuestro sentido del yo y a veces simplemente para concentrarnos en lo que hacemos. Estamos motivados para olvidar las experiencias desagradables, tanto cuando se inicia la codificación como cuando las recuperamos de la memoria a largo plazo.

Cuando se han almacenado en la memoria, a pesar de los esfuerzos para limitar su entrada, se requiere el control inhibitorio de la recuperación. Dos sistemas de control facilitan el olvido de los sucesos negativos gravados en la memoria, basados ambos en dificultar la recuperación: "no pensar" y "auto-distraerse".

Tanto para la supresión de los pensamientos como para sustituirlos por otros la estrategia consiste en la disminución de la actividad del hipocampo a través de la fibra de conexión que le une con las cortezas prefrontal lateral y ventrolateral. Se limita de esta forma la representación de la experiencia en la memoria a largo plazo. De hecho, los trastornos que impiden el control de la inhibición de la memoria para las experiencias negativas cursan con una disminución del volumen cortical o de las fibras que conectan la corteza prefrontal con las regiones de formación de los recuerdos.

Por otra parte, cuando se evocan las emociones suscitadas de los recuerdos se perciben igual que si se están viviendo entonces. Esto conlleva necesariamente la modificación del recuerdo, ya que algunas percepciones se reactivan más que otras y se exageran algunos detalles. El recuerdo original puede por tanto enriquecerse o modificarse. Se pueden alimentar falsos recuerdos incorporando como vivido lo que oímos contar a otros acerca de ese evento y esos falsos recuerdos quedan integrados en la propia *memoria autobiográfica*.

Este proceso es una reescritura que recrea lo ocurrido y que de forma involuntaria lo altera y aleja de la realidad: la *memoria autobiográfica* es muy lábil, precisamente porque la emoción afecte en gran medida a la capacidad de recordar. Muchas cosas que recordamos no son exactamente ciertas: la memoria no es un archivo histórico sino que remite siempre a la identidad del que recuerda, a lo importante para él.

Durante la adolescencia la labilidad de la memoria de la propia vida es particularmente intensa por el caos emocional.

Fragmentación de la memoria emocional por maltrato en la infancia

El impacto emocional de los acontecimientos traumáticos, de las decepciones y de las experiencias negativas, fragmenta la *memoria emocional*. A veces, los recuerdos horrorosos persisten y amenazan con arruinar la vida. En situación extrema –como es el caso de quienes han sufrido malos tratos en la infancia o han pasado por experiencias traumáticas– se comprueba que el hipocampo sufre una disminución de su volumen.

Cuando la *memoria emocional* está bloqueada, los recuerdos de las vivencias sufridas por el maltrato no se borran sin más con el paso del tiempo, ni simplemente por entrenar las estrategias de dificultar la recuperación.

Lógicamente, la idea de erradicar recuerdos mediante el uso de fármacos inhibidores de la síntesis de proteínas no es usable ya que borraría indiscriminadamente la memoria porque estos procesos no son selectivos, sino que usan vías generales. Cabría esta estrategia solamente ante un trastorno de estrés traumático aplicándolo rápidamente tras el evento estresante para que no llegara a consolidarse. Sin embargo, si ha pasado tiempo no basta evitar la consolidación sino que se precisa un proceso psicológico de extinción, que consiste en inducir activamente el olvido.

Parece lógico que el cerebro deba tener, como una parte de su sistema de gestión de la memoria, mecanismos para eliminar los recuerdos inútiles. Un olvido motivado ocurre cuando los mecanismos cognitivos se activan voluntariamente para debilitar los rastros de la memoria. Las llamadas "células del olvido" tienen la capacidad de liberar *dopamina* sobre las neuronas que forman un patrón de memoria y ponen en marcha una vía que deshace la estructura interna de la célula diana. Con ello se degradan los rastros de memoria tanto a nivel molecular como celular.

Por ello, un sistema para ayudar a quien ha sufrido malos tratos en la infancia es aportarle un entorno interpersonal de confianza y seguridad en el que recordar una y otra vez lo ocurrido. El cambio de situación de miedo y sufrimiento a confianza y afecto puede desbloquearle la *memoria emocional* al entender lo que le ocurrió. Cada vez que vuelva a guardar el recuerdo en situación grata el recuerdo del hecho no cambia –lo que le ocurrió, ocurrió– pero el estado emocional positivo con su liberación de *dopamina* cambia las consecuencias negativas de la respuesta al estrés tóxico que supone todo mal trato.

La memoria autobiográfica: quién y cómo soy yo

Para conocer a una persona o para darnos a conocer contamos nuestra historia. Podríamos dar una definición de nosotros mismos sobre la base de la calificación de las virtudes y defectos que nos caracterizan; pero esto no dejaría de ser algo tan genérico que también definiría a otras muchas personas. La propia identidad y personalidad –quién y cómo somos– se define con la vida, no con una descripción teorizada.

Lo vivido y lo conocido va configurando la memoria propia, la *memoria autobiográfica*. Es una fuerza unificadora de las experiencias que nos permite vivir en instantes de presente y al mismo tiempo tener conciencia de nuestra historia personal, al poder recordar las vivencias, las alegrías o los sinsabores. Esta memoria es esencial en la construcción de la propia identidad; sin ella no sabríamos quiénes somos. Su falta lleva a la pérdida de contacto con el propio yo, con nuestra vida y nuestra historia, puesto que sustenta nuestra relación con el mundo y traza una frontera entre el yo y los demás.

Cada uno modela la comprensión de lo que se le transmite e integra los contenidos, según su propia personalidad y mentalidad. Selecciona los recuerdos personales y los trabaja y reconstruye a medida que avanza la vida: no existe un recuerdo puro de nuestro pasado y esto es muy personal.

También podemos acordarnos de hechos o acontecimientos del pasado de los que no hemos tenido una experiencia directa pero que se transmiten de generación en generación y que aprendemos memorizándolos e interiorizándolos. La capacidad de aprendizaje y la memoria histórica hacen posible un conocimiento compartido, acumulado y conservado con esmero, esencial para la transmisión de la cultura, y para la evolución y continuidad de las sociedades a lo largo de los siglos.

Los recuerdos y conocimientos sobre nosotros mismos, dónde y cuándo ocurrieron, permiten la percepción de nuestra identidad, del "yo", y mantiene el estado consciente. A medida que se repiten, o se rememoran, ciertos recuerdos pasan de ser recuerdos episódicos autobiográficos a recuerdos semantizados, que representan el conocimiento general sobre uno mismo. La memoria semántica personal –las informaciones generales que nos caracterizan y mediante las cuales nos describimos a nosotros mismos– la utilizamos para hablar sobre nuestros gustos, los estudios que hemos realizado, de nuestra familia, etc.

Antes de los tres años la *memoria autobiográfica* cae bajo la amnesia infantil. Así, los niños aprenden el significado de una multitud de objetos pero no guardan apenas recuerdos que puedan traer al presente. Al tener que aprender muy rápidamente las informaciones de su entorno, modifican y actualizan continuamente lo aprendido, sin llegar a consolidarse a largo plazo.

La posibilidad de rememorar el pasado no se constituye plenamente hasta la edad de cinco años. Los niños aprenden entonces a recordar conscientemente episodios ocurridos un año antes, o que se le anuncian para el mes siguiente. En paralelo, distinguen el pensamiento propio del ajeno. Estrenan la mentalización y empiezan a clasificar los recuerdos como suyos y a construir su *memoria autobiográfica.*

En la edad madura el acceso a los recuerdos requiere diferentes áreas. Las vivencias que en su día marcaron la entrada a la madurez, activan las áreas de hemisferio derecho. La carga emocional hizo que se grabaran con fuerza y que después se puedan recuperar con facilidad. Por el contrario, los recuerdos de lo vivido el último año activan muy levemente las áreas del hemisferio izquierdo, despiertan poco interés y casi se recuperan como si no fueran propios.

El sentido de la propia identidad empieza a constituirse con la aparición de la *memoria autobiográfica* en la segunda mitad de la adolescencia, tiempo de afinar en la revisión autobiográfica.

> Recordar es un proceso altamente personalizador y clave para la adolescencia: se produce una influencia mutua entre el mundo afectivo y la capacidad de traer al presente la memoria biográfica propia.

Recordar es en verdad re-vivir y también re-entender y re-comprender. No es suficiente borrar lo que no agrada de un disco externo.

Memoria en presente y memoria de futuro

La memoria en presente trae al presente, recupera, los recuerdos

La *memoria intemporal* que no guarda recuerdos es exclusivamente humana. Tiene la peculiaridad de funcionar sin descanso en nuestra vida consciente. Mantiene en la conciencia las informaciones precisas para hablar, imaginar, reflexionar, calcular o decidir.

Las tareas de autoconocimiento, de mentalización, de saber lo que de uno piensan los demás, de atribuirse y atribuir intenciones, así como empezar a pergeñar su futuro, requiere alcanzar la memoria a tiempo real, o *memoria en presente.*

Pensar "por sí mismo" requiere planificación, atención a más de una tarea, capacidad de resistencia a distracciones, razonamiento abstracto, etc., y todo ello necesita de dos tareas mentales:

1) Mantener la información en presente
2) Manejar las informaciones

Esta memoria tiene dos funciones. La primera consiste en solicitar a las memorias a largo plazo recuerdos concretos para recuperarlos. La selección de los recuerdos determina lo que en un momento determinado se encuentra presente en la conciencia. Se trata de un proceso impulsado desde dentro de búsqueda mental del contenido del recuerdo. La otra función es gestionar la información en tiempo real para organizar nuestras acciones, planificar el futuro, hilvanar pensamientos e ideas, seguir el hilo de una actividad, o realizar a la vez más de una tarea.

Los estudios de neuroimagen han mostrado qué neuronas de qué regiones conectan entre sí para el procesamiento de lo que hace referencia a uno mismo, a la autorreflexión, a buscar adjetivos que nos describan, etc., que requieren tener encendida la *memoria en presente.*

La red de la memoria en presente requiere las regiones anterior y posterior del hipocampo derecho, que conectan con diferentes áreas cerebrales, especializadas en diferentes funciones.

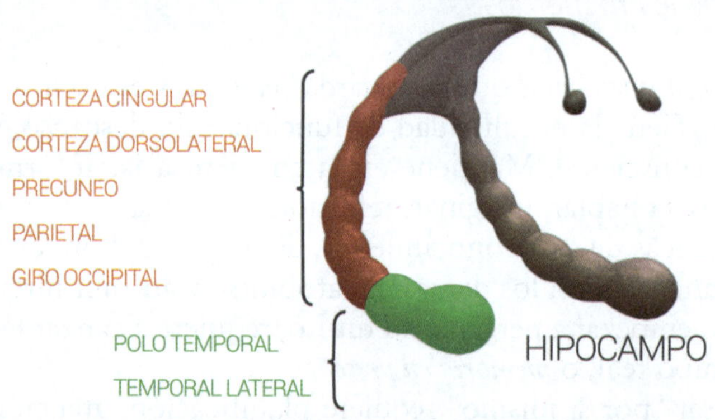

Las regiones anteriores y posteriores del hipotálamo derecho conectan con regiones corticales anteriores y posteriores, respectivamente para la memoria en presente.

Las conexiones de la región posterior del hipocampo con la corteza restablecen el episodio en su forma original. La región anterior conexiona con la corteza temporal lateral en ambos hemisferios, que se extiende a los polos temporales, y está implicado en la codificación.

Mantener el pasado en la memoria en tiempo real hace que seamos conscientes de que recordamos.

> Los adolescentes necesitan usar muchas conexiones del lóbulo frontal y prefrontal, mientras los adultos usan el conocimiento que tienen almacenado sobre sí mismos en su memoria, implicando al lóbulo temporal derecho.

El cerebro del adulto se vuelve más eficiente en la introspección, una destreza que se perfecciona con la práctica. No obstante, los adultos necesitan usar también más las neuronas prefrontales cuando se entra en una etapa vital que es nueva, como por ejemplo la de formación de una familia o la entrada al mundo profesional.

Imaginar el futuro en el presente

Los estudios de neuroimagen revelan que tanto la corteza prefrontal como los lóbulos temporales mediales se activan intensamente por la prospección.

Las simulaciones mentales del futuro provocan emociones positivas o negativas en el presente, por lo que se utilizan como predictores de lo que ocurrirá. Las positivas conllevan una activación del sistema de recompensa –las regiones anteriores del núcleo accumbens– mientras que la simulación de eventos futuros dolorosos activa las regiones posteriores del mismo y la amígdala. El presentimiento depende de la corteza prefrontal ventromedial.

Curiosamente, las regiones implicadas en la *memoria de futuro* también forman parte de la red "por defecto", o "en reposo", que está activa cuando no se está participado específicamente en otras tareas, lo que sugiere que cuando la mente no está ocupada, el percibir el presente tiende a simular el futuro.

No es extraña la coincidencia entre la red cerebral que procesa la recuperación de la memoria y la simulación del futuro y la red "por defecto", esencial para la identificación del sentido de nosotros mismos.

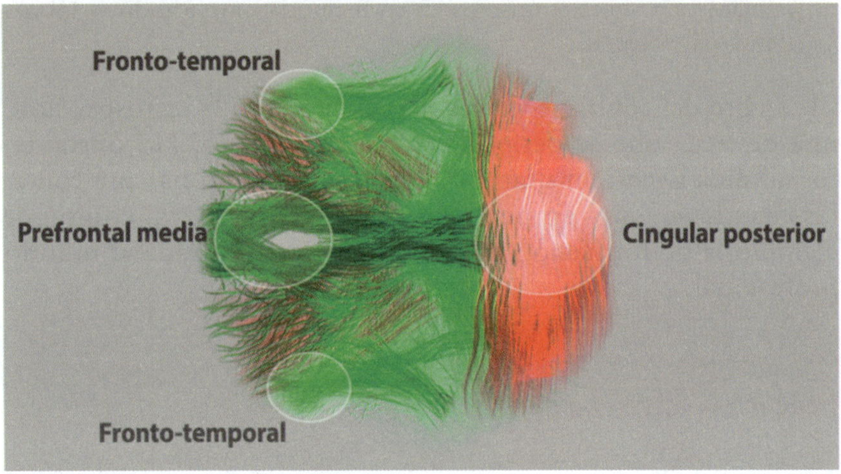

La red "modo por defecto" mantiene unas 40 000 conexiones directas entre áreas anteriores y posteriores del cerebro medio.

El hipocampo es clave tanto para recuperar los datos almacenados en la memoria episódica, como para integrar los datos en un escenario imaginado espacial y de futuro y establecer la memoria de futuro.

> Las estrategias de dominio del tiempo para mantener recuerdos en presente y la proyección de futuro son complejas para el adolescente: por una parte se establecen entre áreas que maduran a ritmo diferente según la edad y por otra son enormemente sensibles a las experiencias individuales.

Todo lo guardado, y puesto en presente en un momento concreto, permite el ámbito imprescindible de un pensamiento creativo. El arte de pensar se apoya en la memoria que nos lanza a ser creativos. La recreación del pasado, por pequeña que sea, nos abre y amplifica la proyección hacia el futuro. En este sentido la memoria tiene más que ver con el futuro que con el mero pasado. Podemos hablar de una "memoria para el futuro".

En definitiva, el interés de memorizar es grande. En la historia de cada uno, como en la historia de la humanidad, el conocimiento compartido y transmitido empieza siendo un "saber cómo" compuesto por una serie de destrezas automáticas que no requieren el esfuerzo consciente de recordar. Y avanza hacia un "saber qué", un conocimiento de hechos y sucesos que comprende los recuerdos conscientes acerca de personas, lugares y objetos.

Para un "saber qué" no basta poseer una buena base de datos y el cúmulo de las informaciones que bombardean la mente a diario. La memoria podrá ser muy rica en contenidos solo si estos son fruto de un aprendizaje vivido con interés y motivación, y prestando atención.

Como señalamos antes, ejercitar la memoria aumenta las reservas cerebral –estado de las neuronas– y la reserva cognitiva –estado de las conexiones entre neuronas–, puesto que el entrenamiento incrementa la cantidad de ramificaciones de las neuronas con lo que se pueden formar más y mejores circuitos. Unas buenas reservas permiten desplegar las capacidades de razonamiento o de memoria. Es más, se requiere prestar menos atención y se conserva disponible una mayor reserva atencional.

El acto de memorizar y guardar en nuestro interior las informaciones relacionadas con nuestro pasado, con el mundo exterior, con lo aprendido, sin dejarlas al albur de un disco externo demasiado pronto, constituye el propio bagaje mental.

Nuestra memoria podrá ser así un terreno fértil en vez de un desierto.

VI.
La empatía: un don necesario en el mundo virtual

La cara, ¿Seguirá siendo el espejo del alma?

Hace años un viejo amigo, que había descubierto la fuerza de la expresividad de los gestos, me trajo dos fotografías familiares para ver cual me gustaba más. En una estaban sus padres de recién casados, jóvenes, con una contenida sonrisa de felicidad. En la otra, casi en la misma posición, 50 años después, con la sonrisa abierta de la madurez trabajada. «Me gusta más esta segunda porque tienen las arrugas de sus vidas», me dijo. «A mí no –le respondí, en parte por llevarle la contraria con la esperanza de dialogo abierto–, en la otra se ve tu identidad biológica; diría que un 60 % de tu madre y el 40 % de tu padre».

Yo andaba por entonces dándole vueltas a cómo el "plus de realidad" de cada ser humano realiza la identidad personal tomando como punto de partida su identidad biológica heredada. La "cara como espejo del alma", después o incluso antes de que la vida deje sus huellas. Además por esa época acababa de conocer que para poder sonreír, los hombres perdimos un gen que da fuerza a la musculatura de la masticación.

Las emociones expresadas en el rostro cumplen una función comunicativa crítica en la interacción social humana y "dicen" de la persona. Con las expresiones faciales nos comunicarnos. Los gestos –anteriores al lenguaje– son un medio clave para transmitir información y facilitar el entendimiento mutuo en la interacción cara a cara.

El gesto que un adulto pone a un niño es un medio eficaz para guiar su comportamiento: es una referencia social importante para su desarrollo social y emocional. Los niños son imitadores automáticos de los gestos, y los modula el contexto familiar y su propio temperamento. Los bebés, con siete meses, son ya extremadamente sensibles a las expresiones emocionales de sus cuidadores, como se ha podido comprobar observando la modificación de la respuesta neuronal que se produce en sus cerebros. Un estudio ya clásico demostró que los niños de un año cruzaron, o se pararon sin poder cruzar, un precipicio visual dependiendo de la expresión facial alegre o miedosa de sus madres.

La mímica facial que expresa emociones es innata y universal; hay una fuerte coincidencia en cómo las personas mueven el conjunto de los músculos faciales para expresar todos los tipos de emociones. El rostro tiene capacidad de expresar toda la riqueza afectiva de las personas. En las expresiones podemos leer los pensamientos, hacernos cargo de su situación interior y reconocer sus deseos y sus intenciones.

Para detectar un gesto, el cerebro no percibe el rostro como un todo sino que otorga más peso, se fija más, en unos rasgos que en otros. La alegría o el desagrado se expresan en la boca, mientras que la ira, tristeza o miedo necesitan de los ojos y de la boca; el enfado requiere fruncir el entrecejo, etc.

La sonrisa autentica supone la elevación de la comisura de los labios, las mejillas y el músculo orbicular –el gesto que genera las llamadas "patas de gallo"– con lo que los ojos refuerzan la expresión de los labios. Sin embargo, la sonrisa rutinaria o de compromiso, solo mueve los músculos de la boca. La sonrisa espontánea es armónica, mientras la fingida es asimétrica y abrupta tanto en el inicio como en la terminación. Una sonrisa irónica tuerce solo el lado izquierdo de la boca.

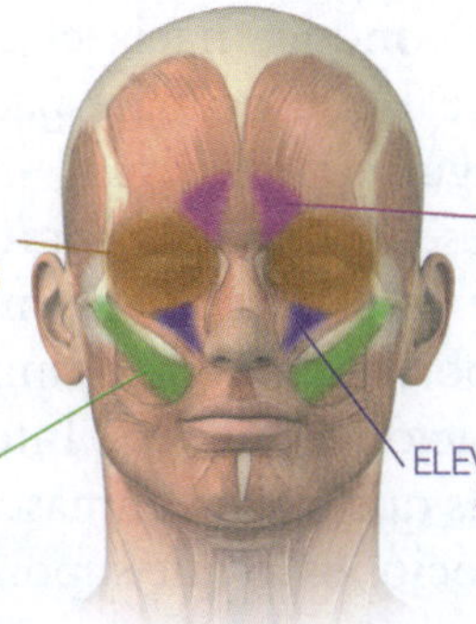

Músculos faciales cuyo movimiento permite expresar las diferentes emociones.

Utilizando los gestos naturales es difícil mentir, pero se puede fingir. Algunas personas, como los buenos actores, y a través de ejercicios de entrenamiento consiguen meterse en la piel del personaje que interpretan y son capaces de transmitir a través de la expresión de su rostro determinados sentimientos de forma premeditada y sin que coincidan con son los suyos.

Necesidad de ganarse el don de la empatía

El don de la empatía –sentir y reconocer las emociones de otros y situarse en la perspectiva del otro–, aporta un talento extraordinario para interaccionar, comunicarnos y convivir. Un conjunto de redes de circuitos neurales que forman el "cerebro social" nos permite percibir el significado emocional de un gesto, somatizar la emoción que nos despierta, entenderla y elaborar la respuesta personal hacia la otra persona.

En los últimos 25-30 años, el tipo y la calidad de nuestras relaciones sociales han experimentado un cambio profundo. La comunicación en línea –correo electrónico, redes sociales, etc.– ha complementado la comunicación cara a cara, pero también, desgraciadamente en muchos casos, la ha suplantado.

La realidad virtual nos conduce hacia el exterior de nuestro cuerpo, a diferencia de lo real que ocupa espacios de nuestro interior. El desarrollo del lenguaje audiovisual, sin apenas palabras, desconecta los dos canales esenciales de la comunicación humana. El mundo global nos exige escalas cada vez mayores en las interacciones colectivas en grupos, además de dominar las indirectas y simbólicas para la comunicación a través de Internet.

Por otra parte, hay tareas que exigen enmascarar diariamente, y durante largas horas, las emociones lo que supone un duro "trabajo emocional", que acaba afectando a la psique y a la salud física. No son cuestiones de poca importancia. El cambio radical en la forma en que interactuamos con los demás está llevando con frecuencia a muchas personas a experimentar con intensidad la soledad.

Nuestra conducta respecto a los demás dice mucho de lo genuino nuestro y de lo que define la naturaleza de nuestra experiencia consciente. De hecho, sin relación con los demás no nos es posible alcanzar la plenitud humana, e incluso simplemente una vida saludable.

Hacerse cargo de lo que pasa por la cabeza y el corazón de los otros, entenderles y dejarse contagiar, es un don que no todos poseen por igual. En su carencia se encuentran trastornos en la percepción de las emociones, como el autismo, o una deficiente mentalización de las mismas, como la alexitimia.

Como toda capacidad humana, la empatía se desarrolla. Cabe decir que hoy el cerebro necesita evolucionar para encontrar las señales sociales, los gestos o guiños, que se requieren para conectar las redes cerebrales, que procesan la información social, con las redes sociales en las que vivimos.

Es uno de los secretos del cerebro que para alinear la mente con la de nuestros semejantes, es decir, reconocer sus emociones y sus intenciones, usamos las mismas estructuras que procesan nuestros pensamientos y vivencias. Podemos ponernos en la mente de otro, en la piel de otro, y podemos ver el mundo por los ojos de otro, porque la emoción sincroniza los cerebros y, con los cerebros en la misma onda, aumentan las interacciones sociales y hay una guía para navegar por el mundo afectivo.

La empatía es crucial en muchas formas de interacción social que suponen adaptación al entorno cultural humano. Una parte, posiblemente esencial, de la felicidad es poder descansar en la plena sintonía con los que nos rodean, con quienes compartimos aficiones, trabajo, o nuestra vida, saber que podemos confiar y saber si confían en nosotros, con poco más que un intercambio de miradas.

¿Cómo se ganaran la empatía los adolescentes de las generaciones *post-millennial*?

Comencemos, querido lector, por conocer el cerebro de la empatía y analizarlo en la adolescencia. Es posible que nos aparezcan estrategias realistas para los "enganchados en el mundo virtual".

Un don con un componente cognitivo y otro emocional

La empatía no es la única posibilidad de ponerse en la piel de otro y entenderle, aunque generalmente este término englobe todo un conjunto de capacidades como

- experimentar los estados emocionales de otros,
- conectar con la psique de los demás,
- e inferir en sus intenciones y sus creencias.

La empatía combina la observación, la memoria, el conocimiento y el razonamiento para comprender los pensamientos y los sentimientos de los demás. Al tratar de comprender y de ponerse en el lugar del otro, uno se acerca a su estado emocional y surge una reacción interna, corporal que recoge y procesa la corteza insular de su cerebro. Esta reacción es el componente emocional de la empatía. Subyace, por tanto, a la empatía la imitación interior de las acciones de los demás.

De hecho los individuos muy empáticos muestran una mayor capacidad de imitación inconsciente de las posturas, manierismos y expresiones faciales de otros, que la que muestran los individuos menos empáticos. De manera automática, la observación o la imaginación de otra persona en un estado emocional particular, activa una representación interior de ese estado, con las respuestas fisiológicas que se asocian a él. Esta representación interior de la acción de otros modula y conforma los contenidos emocionales de la empatía.

El componente cognitivo –empatía cognitiva o inteligencia social– está muy relacionado con la capacidad para abstraer los procesos mentales de otras personas. Es lo que se denomina *mentalización*, o *teoría de la mente*. Supone conceptualizar los estados mentales de otras personas, pensar acerca del pensar de otros, y así poder explicar y predecir su comportamiento, e incluso influir en él.

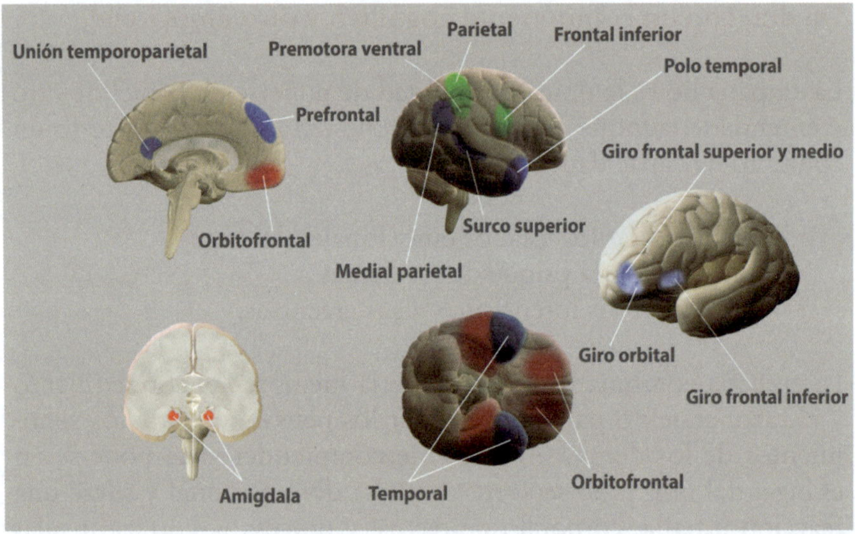

Varias redes neuronales procesan los componentes de la red de empatía (azul claro): la red de percepción social emocional (rojo), la red de la mentalización (azul), de la imitación interior o de las neuronas espejo, y contagio (verde).

Las neuronas espejo se descubrieron en primates. Un individuo observaba a un congénere que iba a alargar el brazo para alcanzar el cacahuete que se le estaba ofreciendo. Ocurrió que se activó en su cerebro las neuronas de la misma zona que procesa el movimiento de su congénere. Es decir, la simulación interior del movimiento le permitía reconocer la "intención" del otro. Este conocer qué hace el congénere supone un cierto modo de comunicación. Y curiosamente el área cerebral del primate que contiene las neuronas denominadas es la que se ha desarrollado en los hombres constituyendo el área de Broca, imprescindible para el habla.

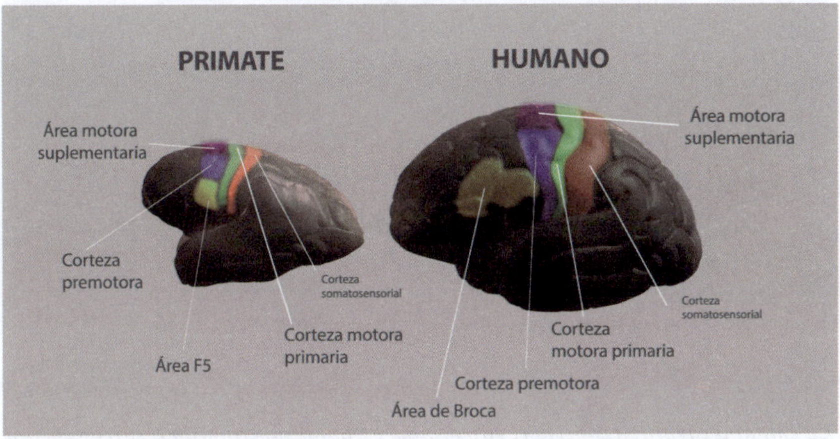

El cerebro del primate contiene neuronas espejo en el área F5 que se corresponde con el área de Broca del cerebro humano, ligada al procesamiento de los movimientos faciales necesarios para el lenguaje hablado.

Los componentes de la empatía difieren entre hombres y mujeres

Los comportamientos sociales y las relaciones con los compañeros difieren entre hombres y mujeres. Tras la pubertad las hormonas sexuales se unen a sus *recept*ores predominantes en áreas cerebrales diferentes según sexo. Las mujeres muestran frecuentemente mayores puntuaciones que los hombres en los cuestionarios de empatía, de sensibilidad social y de reconocimiento de las emociones.

Cada una de las dos formas de empatía –emocional y cognitiva– están distintamente remarcadas: la empatía emocional más en las mujeres, mientras que en los varones es la cognitiva la que destaca.

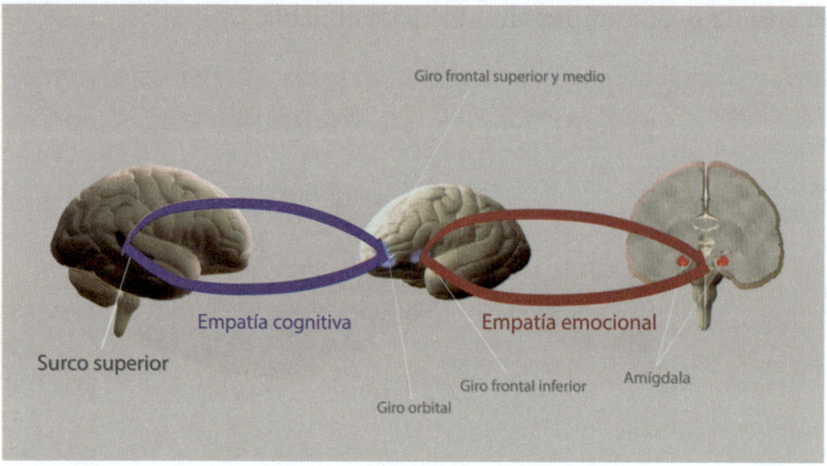

La empatía cognitiva conecta el giro orbital y frontal superior con el surco superior de la corteza temporal, mientras que la empatía emocional conecta el frontal inferior con las amígdalas cerebrales.

Para ambos, tanto la expresión emocional centrada en ellos mismos como en los otros, activa el circuito neural formado por la corteza prefrontal medial y lateral, la corteza temporal y regiones parietales implicadas en la toma de la perspectiva emocional. Sin embargo, las mujeres emplean, en mayor grado que los hombres, áreas cerebrales que contienen neuronas espejo en las interacciones empáticas cara a cara, lo que podría explicar los mecanismos neurobiológicos subyacentes al "contagio emocional".

Por otra parte, se ha observado una activación del hemisferio derecho –al que fundamentalmente se liga la empatía– tanto en hombres como en mujeres al llevar a cabo una tarea de reconocimiento de rostros. Sin embargo, únicamente en el caso de las mujeres se da una correlación positiva entre esa activación y las puntuaciones en un cuestionario de empatía.

¿Empatía animal?

La empatía entre los congéneres es común en las especies animales. A lo largo de la evolución la selección natural ha permitido adaptar los estímulos a las necesidades de supervivencia. Una serie de señales visuales –posturas o gestos– y auditivas –sonidos de algún tipo– permite interactuar entre los congéneres y avisarse de las oportunidades o los peligros. Los individuos de muchas especies "se duelen", es decir se afecta su organismo, ante el dolor de un congénere y actúan para acabar con lo que provoca ese dolor. El repertorio de estos estímulos está en el patrimonio genético específico de la especie.

En contados casos, individuos de algunas especies interactúan con los hombres y entonces pueden ser adiestrados. Actualmente, y posiblemente en relación con la soledad, una mascota que da compañía ocupa un puesto afectivo de una enorme importancia para algunas personas. El dicho «el perro es el amigo del hombre» encierra una realidad.

La empatía humana hunde sus raíces, como todos nuestros componentes biológicos, en los mecanismos de la supervivencia animal. Para ellos es vital reconocer por los gestos de un congénere una oportunidad o una situación de peligro, y la respuesta a esa señal se procesa en la amígdala del hemisferio derecho, que se especializó desde el principio de la evolución de los vertebrados para detectar y responder a los estímulos inesperados y relevantes para la supervivencia.

Pues bien, en humanos la amígdala del hemisferio derecho procesa específicamente la información visual acerca de los animales. Esta selectividad, que refleja la raíz biológica de la empatía humana, parece ser independiente de la valencia –atracción o aversión emocional– y de la excitación que provoca una persona, objeto, situación o circunstancia. Y puede proporcionar evidencia de las raíces biológicas de la motivación para ayudar a la conducta empática.

La empatía humana es inseparablemente emocional y cognitiva, universal, e innata. Un interesante experimento pone de manifiesto lo peculiar humano en las interacciones. Analizaron en bebés de diez meses de edad, perros y lobos criados entre humanos, las respuestas a señales comunicativas de una persona conocida y de otra desconocida. La señal ostensible consistió en lo siguiente: se les acostumbro a ver que escondían un objeto apetecible para ellos en un sitio fijo, al que acudían lógicamente en su busca. Después de repetirlo cambiaban el escondite y se contabilizaba las veces que iban en su búsqueda al sitio original o a la nueva localización. Sea cual fuera la persona, conocida o no, los lobos iban al azar a un sitio o al otro. Los perros iban al sitio original si era su cuidador, puesto que se fiaban de lo que habían aprendido con él, y al azar si no se trataba de su dueño.

Los niños buscaron persistentemente el objeto oculto en su lugar inicial de escondite incluso después de observar que se oculta en otro lugar, con independencia de conocer o no al experimentador. Esa "búsqueda perseverante del error", que no está condicionada por la comunicación con otros, es exclusivamente humana e innata y se manifiesta muy tempranamente. No obstante,

> el adolescente tiene en esta etapa de la vida la tarea de desarrollar junto a la empatía emocional esa otra empatía más cognitiva que implica ponerse en la perspectiva mental y no solo emocional del otro, para moverse por la vida de las relaciones humanas sin dependencias ni automatismos que le roben libertad.

Las diferencias individuales en la empatía cognitiva están ligadas a los rasgos de personalidad. Así, las personas cálidas y altruistas son muy capaces de incorporar y evaluar sus valores y sus propios estados emocionales durante la toma de decisiones sociales. Además en esta tarea suelen activar más la región premotora ya que simulan mentalmente los gestos y los movimientos motores de los escenarios sociales.

Empatía en la adolescencia

OK a los iguales y menos OK a las jerarquías

Los diversos aspectos de la empatía, el comportamiento prosocial y el altruista cambian drásticamente durante la adolescencia, de forma paralela a los cambios que ocurren en el cerebro.

Los tres componentes esenciales maduran a diferentes tiempos:

1) la capacidad de detectar el carácter social del estímulo se procesa en áreas temporales y occipitales además del surco interparietal, hacia la mitad de la onda de maduración.
2) procesamiento emocional del estímulo en área subcortical y conectado a la corteza medial orbitofrontal, algo más tarde.
3) el nodo cognitivo de la corteza prefrontal responsable de la inhibición de respuesta, de la conducta dirigida a objetivos y de los comportamientos sociales complejos, es el más tardío.

La maduración no lineal con la edad hace que los adolescentes construyan formas más complejas de las relaciones jerárquicas con los padres y sean muy sensibles a ser aceptados o rechazados por ellos. Por otra parte, en la transición de la niñez a la juventud se da un considerable aumento del tiempo que pasa con sus compañeros. Encuentran gratificantes estas relaciones, y la retroalimentación por la producción de dopamina conlleva la necesidad de pasar más tiempo en su compañía y sentirse aprobados por ellos.

Por los cambios en las relaciones con los padres y los amigos, tiene lugar una creciente divergencia de los valores familiares asimilados hasta entonces sin mayores problemas y un gran sentido de la importancia de cumplir las normas del grupo de sus iguales.

En esa situación, a veces, es fácil que comiencen a aprobar comportamientos que antes consideraban negativos, sin más razones que el hecho de que sus amigos lo dicen o hacen así. Es más, la presencia de los compañeros aumenta a más del doble los riesgos que asumen.

Al mismo tiempo, se hacen más consciente de las reacciones de los demás hacia ellos y, por tanto, de la importancia de tener éxito en situaciones sociales y experimentan el alto costo social del fracaso.

Como decía mi madre, cuando me veía con amistades que veía poco recomendables, «todo se pega menos la hermosura». Ciertamente hay muchos contagios que no nos vienen de patógenos.

Las relaciones entre adolescentes tienen un alto nivel de contagio social: hacen lo que recomienda su grupo y excluyen a aquellos otros que no portan las mismas señas de identidad del grupo. Así, el entorno social transmite por contagio actitudes, sentimientos y conductas dentro de comunidades y colectivos; un contagio del que generalmente no se es consciente.

> Tener cosas en común promueve la confianza y la comprensión mutua y verdaderamente la alegría, como la felicidad, es muy contagiosa. Pero el grupo, la pandilla, la secta…, es limitado por su propia naturaleza y aparece xenofobia hacia aquellos que no pertenecen a él.

El atractivo emocional de los grupos con comportamientos violentos, valores autoritarios y obediencia ciega al líder, es mayor cuando no ha sido de buena calidad la atención que de niño recibió de sus padres o cuidadores.

De forma similar a cómo la calidad de la atención recibida influye en la competencia social posterior –capacidad de gestionar el estrés, la agresividad o las adicciones–, la crianza en la vida temprana influye en el desarrollo de los circuitos de la vinculación. Los neurotransmisores ligados con la generación de confianza –*oxitocina* y *vasopresina*– se liberan solamente con la atención adecuada de forma que se satisfacen las necesidades afectivas de la vinculación con los demás.

El ostracismo y las fobias sociales en la adolescencia

Algunos más que dar rienda suelta a la xenofobia experimentan el rechazo por sus iguales. Con frecuencia, la exclusión social se manifiesta en que deliberadamente le ignoran o incluso difunden rumores negativos sobre ellos. Por ello, terminan normalmente con problemas de adaptación social-psicológicos que conducen a la depresión o a la falta de autocontrol.

El ostracismo amenaza cuatro necesidades psicológicas fundamentales:

- la autoestima,
- la pertenencia a un grupo social,
- el autocontrol y
- el sentido mismo de la existencia.

La fobia social es un trastorno serio, un miedo persistente e intenso ante la posibilidad de ser evaluado negativamente por otros. Lo que los demás opinan de él tiene más fuerza que su propia evaluación. Afortunadamente, hacia la mitad de la adolescencia esta influencia sobre la autoevaluación disminuye.

Veamos algunos estudios acerca de la percepción social del adolescente, comenzando por un breve comentario a la pregunta que seguramente nos hemos hecho: ¿Cómo se mide es tipo de capacidades?

El sistema de medida para comparar la capacidad de autoestima entre infancia y la adolescencia temprana y tardía, se ha llevado a cabo contabilizando el tiempo que necesitan unos y otros para describir con palabras las emociones que expresan diversos rostros. Posteriormente, se han analizado los procesos sociales a partir de la actividad cerebral de un sujeto que observa a otros. Y más recientemente, puesto que interaccionar es diferente de observar, se han desarrollado las técnicas de "hiperescaner", que permiten observar dos mentes en interacción, ya que cuando dos personas entran en relación los ritmos de la actividad cerebral se igualan.

Esto es, dos personas se comunican entre sí mientras se registra la actividad cerebral de cada uno. Esta técnica está resultando muy útil para el análisis de trastornos mentales ya que en la mayoría de los que los padecen se les manifiestan precisamente a partir de la interacción con otras personas.

Red de empatía emocional

El procesamiento de la emoción que manifiestan las expresiones faciales mejora durante la primera década de la vida y declina hacia los 12 años por efecto del baño hormonal del cerebro en la pubertad. De hecho, diversos trabajos han puesto de manifiesto que durante la pubertad necesitan más tiempo para designar con palabras la emoción que expresan diferentes rostros. El tiempo que tardan en responder aumenta entre un 10–20 % en niñas de 10–11 años y niños de 11–12 años comparados con los más pequeños. No alcanza el nivel óptimo hasta aproximadamente los 16–17 años.

La susceptibilidad a la influencia de los pares es mayor durante el periodo de los 10 a los 13 años, mientras que priorizar el riesgo y la búsqueda de sensaciones aumenta desde los 10-13 años a los 16.

Como es de esperar, los cambios son dependientes de la maduración de las regiones cuyas neuronas participan en las redes de emoción, *mentalización* y empatía. El aumento de la actividad del núcleo *accumbens*, centro neurálgico de los sistemas de recompensa, aumenta con la edad y se correlaciona con la disminución de la susceptibilidad a la influencia de los iguales y con las conductas de riesgo.

La empatía emocional tiene su clave en las conexiones entre la amígdala y la región orbitofrontal/ventromedial de la corteza prefrontal. Aumenta la actividad de estas regiones con la maduración que tiene lugar entre el final de la infancia, los 10 años, y la adolescencia temprana, los 13 años, como se puso de manifiesto mediante la diferencia de actividad entre el procesamiento de caras tristes o felices, frente a expresiones neutrales.

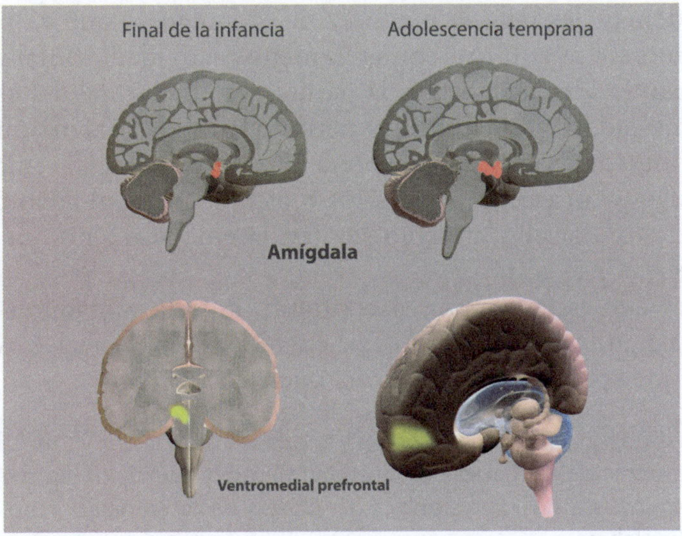

Procesamiento de las expresiones emocionales de los rostros al final de la infancia (10 años) y adolescencia temprana (13 años).

Es interesante el hecho de que el aumento de la actividad de la amígdala y su conectividad funcional con la región orbitofrontal es mayor en la percepción de rostros tristes que de rostro alegres, especialmente para las chicas. Este aumento de la relevancia de la tristeza concuerda con que en esa etapa aumenta la tasa de depresión más frecuente en ellas.

¿Qué significa la mayor percepción de la tristeza que de la alegría en el paso de la infancia a la adolescencia temprana?

Los adolescentes suelen ser muy reactivos emocionalmente, especialmente a la tristeza y a la felicidad, y la corteza prefrontal no regula con eficacia los afectos. Como indica la enorme sensibilidad que muestran a la exclusión social, la debilidad del control les confiere una gran reactividad a los estímulos aversivos.

En efecto, en esta etapa, el núcleo *accumbens* lleva "todo el peso" del sistema de recompensa/castigo al tener que complementar la acción de las regiones prefrontales aún inmaduras.

Además, les falta la madurez de la amígdala que ya poseen los adultos. Los adultos requieren menos actividad frontal ya que modulan la actividad según la naturaleza emocional del estímulo: la amígdala ya madura les permite prestan la atención a las fracciones del rostro que expresa específicamente la emoción. La amígdala orienta a mirar a los ojos, a la boca, al ceño que se frunce, etc. Por ello, no solo sienten la emoción sino que la reconocen por el gesto.

Los adolescentes, por el contrario, ante la inmadurez de la amígdala, utilizan como estrategia cognitiva solo el nivel de recompensa que aporta la activación del núcleo *accumbens*.

> La estrategia adolescente es guiarse por la empatía emocional. De ahí el interés de ayudarles con entrenamiento a que modulen mejor sus respuestas a las expresiones no verbales de la emoción y no solo a las palabras.

Es significativo que caigan confiados, por ejemplo, cuando un compañero está tratando de persuadirlos de hacer algo imprudente, "con argumentos" y por online. El abuso de la vida virtual no les ha permitido entrenarse para la vida real en que un gesto o una mirada real "dice más que mil palabras". Si se les entrena para discernir las expresiones se les haría menos susceptibles a la influencia externa, de forma que se les apoya en lo que se refiere a la resistencia a los iguales y se pueden prevenir así conductas de riesgo o de delincuencia, sobre todo para aquellos con antecedentes de mala conducta de comportamiento, y gran vulnerabilidad a la presión de grupo.

Red de mentalización

La atribución de intenciones poniéndose en el lugar del otro, se ha estudiado también mediante este sistema de medir la capacidad de reconocer la emoción que muestra la expresión de la cara.

Los sentimientos sociales –como la vergüenza o la culpa– requieren la representación de los estados mentales del otro, mucho más que las meras emociones primarias, como disgusto o miedo.

La red de mentalización, que representa los estados mentales, requiere conexiones con la región anterior de la corteza prefrontal. Esta red es menos eficiente también en los adolescentes que en adultos. Estos poseen ya una estrategia automática de *mentalización*, consistente en emplear la región anterior del lóbulo temporal para procesar específicamente la emoción social. Los adolescentes han de emplear áreas más posteriores durante el procesamiento cognitivo de las emociones sociales.

Puesto que la onda de maduración discurre inexorablemente de la nuca a la frente y de abajo hacia arriba y la maduración del lóbulo frontal se alcanza al final de la adolescencia, es una constante de las estrategias de los adolescentes apoyarse en otras áreas más posteriores, menos cognitivas pero ya maduras.

Pensamientos propios, autoconocimiento y capacidad de juicio

Como venimos tratando, las emociones al rojo vivo de los adolescentes se traducen en un predominio de la empatía emocional sobre la cognitiva.

Entramos ahora, por último, en la generación de pensamientos propios, en la capacidad de conocerse a sí mismo y de juicio crítico sobre pensamientos propios o ajenos. Y lo hacemos, obviamente, en el paso de la infancia a la juventud, en que ha de llevarse a cabo la íntima conexión cabeza y corazón.

Pensar por sí mismo, conocerse a sí mismo, atribuir pensamientos a otros y valorar los pensamientos, supone planificación y atención. La inteligencia tiene que ser provocada para la tarea de pensar, decidir, recordar lo aprendido y rememorar el pasado. Y para ello, se necesita la *memoria intemporal*, que mantiene en presente aquello a lo que hemos elegido prestar atención. Requiere que nos traslademos intencionadamente a situaciones pasadas, tener presentes otras alternativas y también el autocontrol sobre las distracciones.

Entendemos bien la idea del "conmutador hacia atrás". En el cerebro del adulto la región anterior prefrontal, ha madurado y su zona dorsolateral soporta la red de *memoria intemporal*, imprescindible en las tareas cognitivas. Esta memoria orienta para tomar decisiones sobre la base de la experiencia, y permite la espera hasta que vengan mejores tiempos. Para entonces muchos procesos se han podido automatizar descargando las tareas de las áreas prefrontales al llevarlos hacia atrás, de forma que no requieren gran atención. La atención, como señalamos antes, es la puerta de entrada a la *memoria intemporal*.

El cerebro adolescente, mientras no esté madura la región frontal, ha de emplear el "conmutador hacia atrás" no para automatizar sino simplemente para usar áreas cerebrales posteriores en sustitución de las prefrontales.

La palanca con que cuentan los adolescentes es clara: motivación y motivación. De ella depende la capacidad de elegir a que se presta atención, ya que al poner en marcha los sistemas de recompensa hace ganar la partida al necesario esfuerzo que requiere el pensar.

Generación de pensamientos propios y sobre uno mismo

La capacidad para distinguir el pensamiento propio del ajeno se adquiere hacia los cinco años de edad. Al comprender que algunos pensamientos les pertenecen a ellos mismos, pueden empezar a clasificar los recuerdos como sus recuerdos personales, y comenzar a construirse una *memoria autobiográfica*. Este registro de memoria participará en la edificación del yo, claramente diferenciado del otro.

La identidad personal presupone un concepto maduro de sí mismo y una capacidad de expresar verbalmente las valoraciones del propio yo. En estudios que emplean la técnica de imagen funcional, se ha comparado la respuesta de jóvenes adolescentes frente a la de adultos, mientras juzgaban frases que podrían describirles a sí mismos, a conocidos, o a personajes de ficción. Se observó que el autoconocimiento en la adolescencia requiere mayor actividad de la región media prefrontal que en la vida adulta, cuando se trata de pensar acerca de sí mismos, sus intenciones, etc., que cuando piensan en eventos físicos, o acerca de otros.

En otro estudio se midió –en individuos con edades entre 7 y 27 años– el tiempo de respuesta, según que la tarea a realizar esté dirigida por estímulos externos, o requiera seleccionar y manipular los propios pensamientos de forma controlada y flexible desde el interior. El tiempo de respuesta, es decir la terminación de la tarea, disminuye considerablemente hacia los 16 años.

Otra capacidad, por tanto, que se alcanza con el avance de la etapa de la adolescencia. Se entiende que aquellos que han sufrido maltrato en la infancia necesiten una ayuda adicional para conocerse a sí mismos. Muchos de ellos tienen una tendencia a que se les confirme esa visión negativa que tienen de ellos –el «no sirves para nada»– que les da una curiosa seguridad. Y es que cuando se nos informa de lo que nosotros mismos creemos sobre nosotros el mundo nos parece en orden: la coincidencia, aunque sea sobre algo falso, nos aparece como coherente.

El juicio crítico y la autoestima

Un método, que se emplea cada vez más, para analizar el conocimiento que se tiene acerca de uno mismo es valorar el nivel de autoestima que se tiene.

¿Qué tipo de valor es la autoestima, de la que tanto se habla y se escribe?

Realmente, poseer una alta autoestima –o al menos no tenerla baja– es de suma importancia para el equilibrio psicológico. Y es lógico que se corresponda con el conocimiento de uno mismo, pero no siempre es así.

Tener o conseguir autoestima puede significar varias cosas. Por una parte no parece que tenga que ver con una mentalidad, semejante a la del paganismo aristotélico, que afirma que la persona madura no debe permitirse el reproche, ni reconocer sus limitaciones. Tampoco con la auto-negación o el auto-desprecio del "humildico", que no se da cuenta de que para cada cual, los dones recibidos de Dios equilibran sobradamente sus límites.

Parece que la autoestima tuviera que ver con un sistema comparativo y a la baja. No hace mucho me decía con alegría una persona, que se considera menos experta que yo, ante un fallo mío: «¡Me subes la autoestima!». Nunca lo hubiera pensado como algo posible.

Por otra parte, no es fácil acertar mediante una reflexión "teórica" acerca de las cualidades y defectos propios, de modo que se encuentren los puntos fuertes de hoy para trabajar los débiles. Normalmente nos gustan, incluso nos hacen gracia, nuestros defectos. ¿Solo queda que el propio conocimiento dependa de la opinión de los demás sobre las cualidades que debemos conseguir y lo que debemos eliminar?

Los niños, para evaluarse a sí mismos tienen muy presentes las opiniones de los demás: la estrategia para conocerse se basa en compararse con otros y juzgar lo que otros hacen.

Después, tanto por la ampliación de las relaciones interpersonales, como por poder llegar a adquirir un papel social propio, los adolescentes necesitan construir un "concepto de sí mismo". Ahí está la cuestión de la autoestima y la terquedad de la realidad.

Hoy, la búsqueda del propio conocimiento por la vía de la autoestima presenta sus peligros. Por una parte, los mundos virtuales en los que uno inventa su "perfil" permiten ponerse como meta de la propia plenitud las características estereotipadas y convencionales del líder al uso. Por otra, la adoración al poderío de la técnica hace ver el mundo según intereses "prácticos" que en estas edades cortan alas a las metas altas, ideales, ambiciones nobles, afán de servir, la lógica rebeldía inconformista con lo "cutre"...

De forma que la vida se plantea no en el mundo real, sino en un mundo en que todo fuera manipulable y fluido. En él, y desde fuera, desde las interpretaciones socialmente vigentes, le vienen las recetas para sí mismo, para la autoestima.

Un mundo en que las personas no pueden conocerse trae consigo que no pueden aceptar serenamente su propia vida. Parece por tanto que si no basta el "¡ya se le pasará!", menos basta para esta etapa "¡todo es igualmente válido!".

Los adolescentes de hoy siguen contando con las palancas en que apoyarse. La gran respuesta emocional que caracteriza esta etapa contribuye a la sensación –y en cierta medida a la realidad– de una cierta confusión. En una etapa en que se cuestionan muchos aspectos de su propia identidad, en que irrumpen los mismos cambios operados en su cuerpo, buscan –a veces en el ocultismo, en lo mágico– lo que se les ofrezca para poder controlar las crisis emocionales y desmontar sus incertidumbres ante la necesidad de pensar por sí mismos, de conocer a los demás y afianzar las relaciones sociales.

> Sigue siendo el momento clave de la búsqueda de un sentido de la vida, de valores éticos y metas realistas.

No sé, amigo lector, si compartimos o no la idea de que hay algo universal para todos los hombres, desde que el hombre es hombre.

Me hizo pensar la paradoja que plantea mi admirado C. S. Lewis[3] a este respecto planteando dos cuestiones: «Primero, los seres humanos del mundo entero tienen esta curiosa idea de que deberían comportarse de una cierta manera y no pueden librarse de ella. Segundo, que de hecho no se comportan de esa manera. Conocen la ley de la naturaleza, y la infringen, estos dos hechos son el fundamento de todas las ideas claras acerca de nosotros mismos y del universo en que vivimos».

Una cuestión diferente es que estamos o no de acuerdo con el contenido de esa cierta manera de comportarse. Comparto contigo esta confidencia: he llegado a la convicción de que todo lo que es universal, de todos los hombres de todas las épocas, lo que diríamos que forma parte de la verdad del hombre, debe estar necesariamente "registrado en el cerebro". Habrá que buscarlo hasta dar con el registro, pero si no estuviera tendríamos que pensar que se trata de un simple acuerdo, más o menos valioso.

Pues bien, he buscado si está y cómo está registrada en el cerebro la llamada regla de oro, «no hagas a los demás lo que no quisieras que te hicieran a ti», o en positivo «haz a los demás lo que quisieras que te hicieran a ti». No es el momento de desarrollarlo, solo afirmar que la capacidad de juzgar como buena o como mala la propia conducta se apoya en que en el interior de una persona "normal" lo bueno sabe bueno y lo malo repugna. Es decir en el juicio moral lo emocional es cognitivo y lo cognitivo emociona. O dicho de otro modo, solo necesitamos buscas justificaciones para nuestras malas conductas; las buenas nos las atribuimos a nosotros mismos, porque la regla de oro está registrada en nuestro interior.

Lo que está registrado en el cerebro es la capacidad de juicio, de valoración, según fines y objetivos no parciales, sino según sean o no conformes con la realidad del propio ser. Es así como la vida, la cultura y los códigos sociales de conducta se enraízan en terreno firme. Es una capacidad innata –que está en el corazón de todas las

[3] Lewis, C. S. (1995) *Mero Cristianismo*, Rialp, 1.ª ed. Madrid, pág. 26.

personas–, que permite que el juicio se haga desde el conocimiento íntimo de la verdad de todo hombre.

Juzgarse a sí mismo y a los demás de acuerdo con la regla de oro requiere el último y decisivo paso en esta reestructuración del cerebro en la corteza orbito frontal que conecta los sentimientos morales en relación a los demás –tales como compasión, repugnancia, etc.– con la capacidad racional analítica. Es entonces cuando el adolescente es plenamente consciente de su responsabilidad y es capaz de ponerse en lugar de los demás.

Lógicamente, esa capacidad se entrena o se aplasta. De ahí que no baste con el «ya se les pasará, ni con el qué más da» ante sus reacciones desproporcionadas. Es el momento de educar el corazón.

> Es el momento de trabajar la creatividad necesaria para ayudarles a unir a sus aficiones del mundo digital la resolución de dilemas éticos, juegos, etc., cuyos contenidos hagan aflorar el no hacer a otro aquello que no querrías para ti.

Pienso que supone prestarles un gran servicio.

Estrategias de entrenamiento de la empatía

La empatía, como comentamos antes, es uno de los factores de motivación clave para la conducta prosocial destinada tanto a beneficiar y ayudar a otros, como a comprenderles y a que sus vivencias tengan resonancia afectiva para nosotros.

En general la empatía se asocia positivamente con la conducta prosocial, pero no es así ni siempre, ni para todas las personas. La percepción del sufrimiento de otro lleva habitualmente a una excitación emocional y por tanto la conducta a favor de los otros depende y mucho de la capacidad de regular las propias emociones.

Si las emociones se regulan con una reevaluación cognitiva –cambiando y ampliando la perspectiva– no se experimenta una angustia tan desproporcionada ante lo que expresa la otra persona, y, por tanto, no quedamos atrapados en la propia excitación y podemos comportarnos a favor del otro. Sin embargo, si las personas reprimen la emoción se retraen e inhiben la conducta prosocial. Es una experiencia general. Más aún, sin capacidad de autocontrol, la conducta suele hacerse agresiva y antisocial.

Esto es, el entrenamiento de la capacidad de empatía es, como la empatía misma, emocional y cognitiva. Abarcaría por tanto al menos estos tres aspectos:

1) Enseñarles a pensar con la propia razón, usando la propia capacidad de conocer la realidad, sin proporcionales únicamente una cierta habilidad para repetir lugares comunes o de usar como única bibliografía lo localizable con "un clic" a Internet.

Te cuento una experiencia personal. Recuerdo que hace unos años cuando aún tenía que evaluar los conocimientos de los alumnos –para mí, la tarea más ingrata del profesor– me encontré al leer los trabajos que les había planteado hacer con un gran desasosiego: ¿Cómo un universitario puede hacer un razonamiento en un párrafo y en el siguiente decir lo contrario "sin pestañear"? Y no solo uno, sino más de uno. Lo comenté con un colega que me miró asombrado ¿no conoces la fuente universal del conocimiento llamada Wikipedia?

Ni que decir tiene que mi sistema de evaluación volvió al examen de conversación oral sobre los temas, o de los temas amplios escritos, sin posibilidad de un acceso facilón a unos datos –un "corta y pega"– sin discusión. He de confesar que no todos mis alumnos lo agradecieron; sin embargo, sirvió a alguno para liberarse del canto de sirenas de encontrar todo conocimiento a un golpe de "un clic".

2) En la etapa de la adolescencia, la detección de las emociones y su regulación, para que sean de hecho motor de la

vida, requiere, más que en otras etapas de la vida, de un esfuerzo adicional para gestionar el poder comunicador de los gestos.

No es indiferente, por ello, el "abuso" de los mundos virtuales, tan al alcance de la mano, en los que se pierde el poder de los gestos en la comunicación. En estos mundos, se puede –de hecho– poner el nombre que se desee a lo que sentimos, pero muchas veces no es lo que sentimos. Nos pueden decir lo que sienten, pero no podemos identificar si nos sonríen de verdad o nos hacen una mueca. No trato de demonizar los mundos virtuales: sus ventajas son incuestionables, sino el abuso de convertirlos en todo.

3) Cada vez parece más evidente la necesidad del arte en los contenidos de los programas educativos.

Una buena literatura nos permite identificar y llamar por su nombre a los sentimientos mezclados, y confusos que tantas veces tenemos. Una buena música nos despierta las emociones que suscita. Un buen teatro o un buen cine sacan lo mejor de nuestros afectos. De la misma forma que la contemplación de lo bello educa el gusto.

VII.
Las distancias afectivas: cercano, lejano, fundidos en uno

Un mapa social en el cerebro

Con tanta frecuencia acudimos a metáforas para contar o describir algo, especialmente cuando ese algo es un tanto "mágico", que cuando usamos el término en sentido literal tenemos que explicar que sí queremos decir lo que decimos.

Esto pasa, por ejemplo, con el término "mapa" cuando lo aplicamos al mapa del espacio social humano. En efecto, estamos muy acostumbrados a la cartografía del mundo físico, un pueblo, las calles de ciudades, las carreteras que enlazan países, los continentes, nuestra galaxia e incluso el conjunto de galaxias Lanikea –el supercúmulo de galaxias al que pertenece la Vía Láctea, y por lo tanto también el sistema solar y la Tierra–, en la que estamos. Estos mapas podemos verlos con los ojos cerrados. Tenemos una representación mental y nos orientamos norte-sur… etc., sabemos ir de un sitio a otro, calcular distancias, optimizar la ruta. Lo aprendemos y lo guardamos como recuerdo en la memoria.

Sorprende que cuando usamos los términos "cerebro social" o "red social", estemos hablando también de un mapa mental, cognitivo, elaborado con un conjunto de redes interactivas y en el que las distancias a diversas escalas, espaciales y temporales, representan los afectos que nos relacionan con las personas de nuestro entorno familiar, profesional, social, cultural, etc.

Las diferentes personas con las que cada uno se relaciona se sitúan en un mapa según la cercanía o distancia afectiva que nos unen a ellas y que se guardan como recuerdo. Esto es, el mapa social se construye con las distancias entre las personas. Es lo que expresamos cuando decimos «esta persona me es muy cercana», o «nos hemos alejado», o «está muy por encima de ti», etc. Son pues dominios afectivos en vez de espaciales o geográficos, pero, en definitiva, dimensiones continuas.

Nuestro cerebro representa nuestra posición en un entorno social determinado –a quienes tenemos cerca y a quienes lejos, a quienes nos sentimos unidos o distantes, incluso aunque hayan existido o desaparecido hace tiempo, etc.–, lo que nos permite navegar a través de una representación geométrica de las relaciones sociales y encontrar "nuestro lugar" en él.

Un mapa físico suele representarse en dos dimensiones y nosotros fuera de él; cuando tratamos de orientarnos, nos colocamos en un punto concreto del interior del mapa. A diferencia, el mapa del espacio social es un mapa cognitivo, personal y egocéntrico: se construye como una esfera a nuestro alrededor. El centro de la esfera lo marcan los vínculos naturales que nos atan a quienes debemos la vida y la educación; aquellos con quienes contraemos una deuda impagable.

Es un mapa polar y tridimensional ya que las distancias hacen referencia a las múltiples dimensiones sociales: jerarquía, afiliación, amistad, compatriotas, etc. Este mapa cognitivo tridimensional, como representación mental de las relaciones interpersonales, nos orienta la navegación por el espacio social abstracto en la vida cotidiana.

El procesamiento de la información social requiere, además del hipocampo que elabora el recuerdo, varias estructuras cerebrales posteriores especializadas que participan en la percepción social, la *mentalización*, la formación de impresiones, y la auto-reflexión.

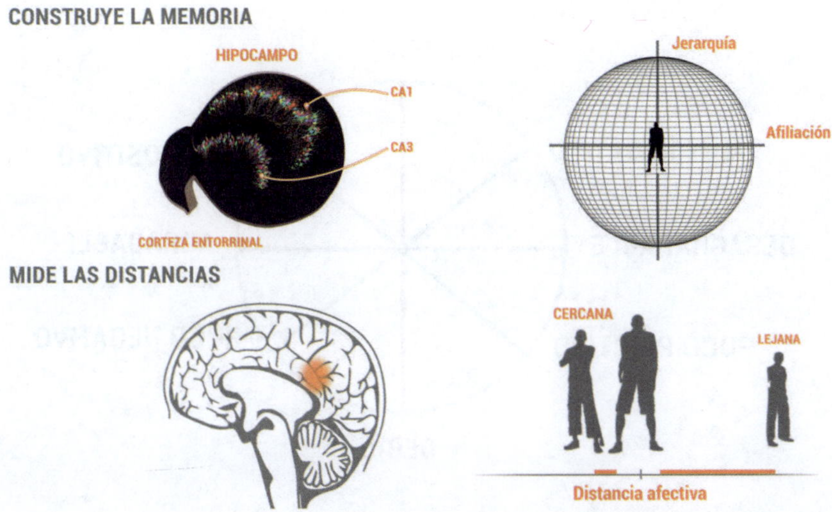

El hipocampo construye el mapa mental de recuerdos de las distancias afectivas interpersonales, mientras que la medida de lo afectiva se apoya en áreas corticales posteriores.

El cerebro de los afectos

Las relaciones entre las personas y el componente cognitivo de las emociones hacen que la afectividad humana tenga una enorme riqueza.

El valor de los afectos subdivide la realidad en categorías vitales tales como positivo/negativo, agradable/desagradable e intenso/débil. Al ser dimensiones bipolares, entre dos extremos, nos permite simplificar la complejidad de la realidad cotidiana que nos circunda.

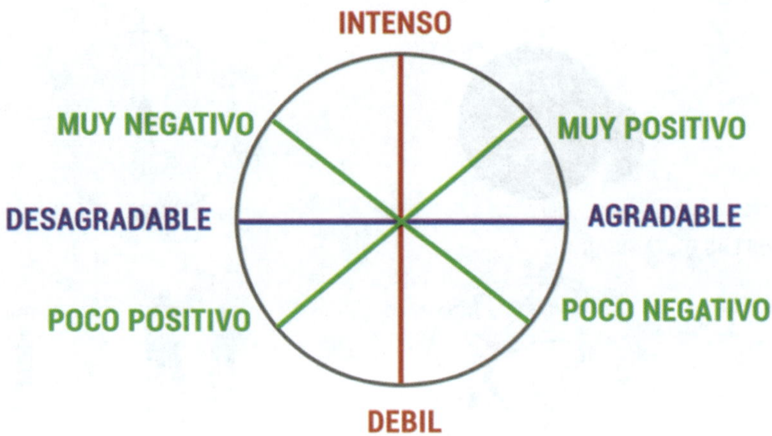

Las distancias de los afectos muy positivos y agradables están más cerca de los poco negativos y débiles, según se gira en el sentido de las agujas del reloj.

Los afectos positivos se procesan en los dos hemisferios y los negativos en el derecho. Además, según el tipo de emoción que despierte un estímulo concreto se requiere reclutar diferentes regiones cerebrales. Por ejemplo, la amígdala se activa en respuesta al miedo, la ínsula a la repugnancia, y el dolor activa la región situada bajo el giro de la corteza cingulada anterior, mientras que para la respuesta a la felicidad se conectan los ganglios basales.

A su vez, se han de desconectar otras áreas. Así, para procesar los afectos negativos se requiere desconectar las regiones del control de los impulsos, cuya función es frenar la acción. Mientras que, para el procesamiento de los afectos positivos hay que desconectar el tálamo, que es la puerta de entrada a la corteza cerebral para regular el estado consciente y el estado de alerta.

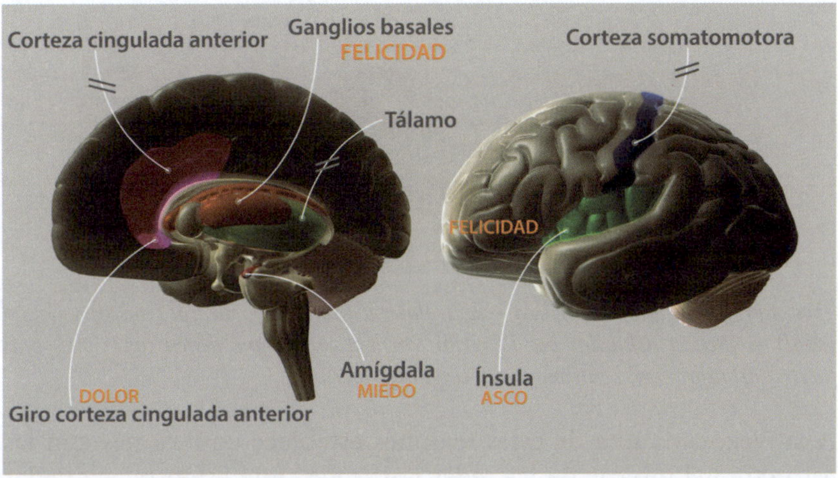

Los diversos estímulos se procesan conectando y desconectando regiones específicas.

En definitiva, el procesamiento de las emociones, integrando lo emocional y lo afectivo, depende del patrón de conectividad de la red implicada: representación sensorial, reconocimiento, regulación, control cognitivo de la emoción, la cognición auto-relacionada dentro de un contexto de relaciones interpersonales y las respuestas motrices resultantes.

Tres regiones de la amígdala evalúan los afectos

En la evaluación de los afectos están implicadas las diferentes regiones de las amígdalas, que conectan intrínsecamente con las regiones de las redes que los procesan.

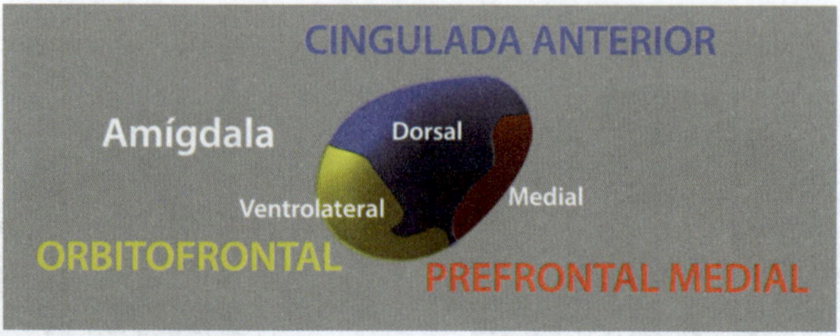

Tres subregiones de la amígdala –ventrolateral (amarillo), medial (rojizo) y dorsal (azul) – quedan definidas por la región cortical con la que tienen conexiones más fuertes: orbitofrontal, ventromedial y cingular anterior.

A su vez, cada una de estas regiones establece conexiones con las estructuras límbicas de las redes corticales, que están relacionadas con el sistema de recompensa y castigo. Como recordamos, la amígdala es como un tribunal de justicia que juzga los estímulos.

Como era de esperar, las personas que fomentan y mantienen redes sociales amplias no solo tienen una amígdala de volumen más grande, sino también una conectividad intrínseca más fuerte con las redes que procesan la cognición y la conducta social. De hecho, la fuerza de las conexiones con la amígdala es directamente proporcional al número de las relaciones interpersonales.

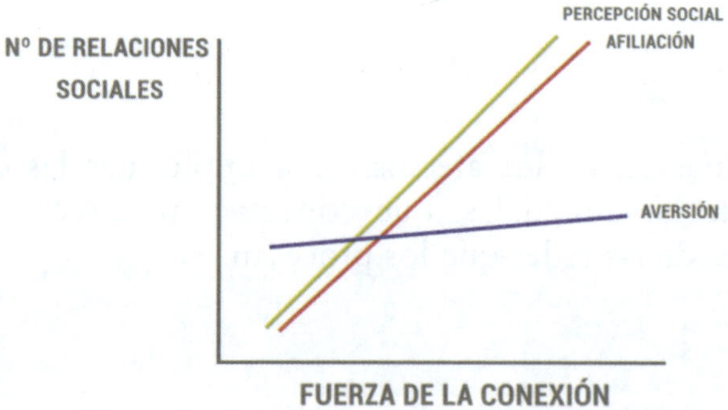

La correlación entre el número de relaciones interpersonales y la fuerza de la conexión con la amígdala es mayor para la percepción social y la afiliación que para la aversión.

La amígdala modula las respuestas a las señales sociales y, por tanto, capacita para "navegar" mejor en las interacciones sociales con más personas y en más contextos. La fuerza de la aversión es menor, lo que es coherente con el hecho de que el rechazo de algunas personas no sea directamente relevante para el tamaño o la complejidad de la red social.

Los afectos pueden ser modulados y entrenados

Los afectos pueden ser modulados voluntariamente. Por ejemplo, se han llevado a cabo estudios enfocados a valorar la recuperación emocional de episodios de la propia vida. Para ello se pidió a los participantes que recordaran repetitivamente episodios autobiográficos que les evocaran emociones pro-sociales fuertes, como la ternura o el afecto, y mientras se medía la actividad de la red específica frontopolar-septohipotalamo. Como controles se usaron recuerdos de una emoción anti-social como, por ejemplo, el orgullo.

Se comprueba que el entrenamiento dirigido a rememorar momentos positivos activa áreas cerebrales que procesan esas emociones. Si se les ayuda con una retroalimentación neuronal eléctrica –*neurofeedback*–, se facilita el entrenamiento voluntario para adquirir estos hábitos pro-sociales. Es decir, existe la capacidad de modular la actividad voluntaria de un conjunto de áreas distribuidas en el cerebro, que están relacionadas por ejemplo con sentimientos de ternura / afecto.

La amistad, el menos "natural" de los afectos

La amistad, es el menos "natural" de los amores en cuanto que es el menos instintivo, orgánico, biológico, gregario y necesario, como refiere C.S. Lewis. En esta relación no hay miedo a compartir, porque compartir no es quitar a uno para dar a otro sino construir juntos. La amistad no tiene valor de supervivencia sino que da valor a la vida. Se construye sobre algún gusto o afición que hasta entonces se creía exclusivo y nace así con la alegría de que esa afición no era ni un tesoro ni una cruz vivida en soledad.

Un amigo es muy diferente de un seguidor en las redes sociales. La condición para tener amigos es querer algo más que tener amigos: requiere tener algo sobre lo que construir la amistad.

La adolescencia es la época también del descubrimiento de la relación de amistad: compartir libremente aficiones y experiencias sin crearse deudas obligatorias. Se puede dar y se puede recibir mucho de un amigo, pero no se trata de contraer deudas impagables. Si lo que se comparte merece la pena el núcleo de amigos se enriquece con la llegada de otros y de los amigos de ese otro.

Se ha escrito y hablado mucho si un hombre y una mujer pueden ser amigos. Posiblemente, cuando las mujeres no habían entrado en "el mundo masculino", y los dos mundos estaban separados por la diferencia de intereses, la amistad era poco posible: pasaba fácilmente a eros. Hoy que son de hecho compañeros en mil cosas, la amistad mixta tiene cabida.

Este hecho tiene su importancia en la adolescencia. Los grupos de amigos son generalmente mixtos y puede ayudar, en una cultura pan-sexual como la nuestra, a ver a los del otro sexo como personas, antes que como alguien del otro sexo. Tal vez, la condición necesaria sea no aislarse del resto física o afectivamente, de dos en dos. Lo refleja, de una forma genial, la comedia romántica de Rob Reiner y Nora Ephron, *Cuando Harry encontró a Sally*.

El odio y la carencia de afectos

El odio sitúa a la persona en el extremo del amor. El odio es otro de los tipos de estados mentales subjetivos, que se puede cuantificar en términos de actividad cortical.

En un análisis del cerebro realizado con 17 voluntarios, se analizaron las áreas que se activaban mientras veían o bien la cara de una persona por la que sentían odio, o bien la de conocidos para quienes tenían sentimientos neutros. Se encontró una mayor activación de diversas áreas cuando se visualizaban las caras de las personas odiadas. La ínsula, la corteza pre-motora y la circunvolución frontal medial del hemisferio derecho, son tres áreas que guardan correlación directa con la intensidad del odio que declaraban los particiantes. Este patrón básico, único para el odio, no comparte áreas implicadas en el miedo o la tristeza: es diferente.

Por el contrario, sí comparte áreas que se consideran componentes importantes para generar un comportamiento agresivo y traducirlo en la planificación de una acción motora.

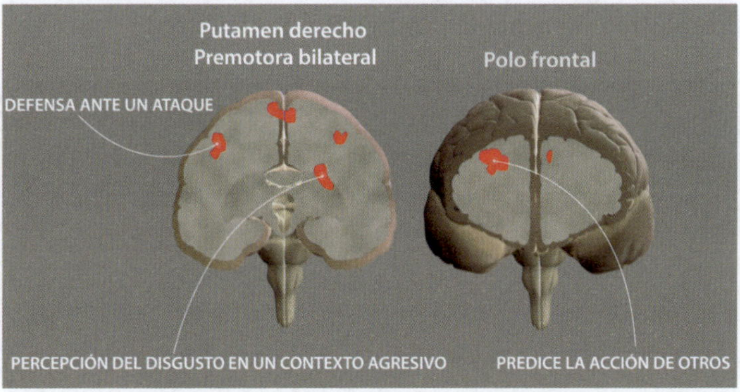

Áreas comunes entre el procesamiento del odio y la agresividad.

La corteza pre-motora se activa ante la posibilidad de defenderse de un ataque, el polo frontal es crítico en predecir las acciones de los otros, y el putamen derecho lleva a cabo la percepción del disgusto dentro de un contexto agresivo.

El odio no es, por tanto, solo "poco amor" a modo de una gran distancia entre personas. Es un sentimiento dirigido también hacia personas concretas, procesado de forma diferente y con respuestas antisociales. Y puede estar muy presente en la mente de la persona.

El maltrato infantil afecta al desarrollo del cerebro social

Sea cual sea el tipo de maltrato que sufra un niño, le origina siempre un fallo del sistema de autocontrol por alteración del circuito de detección y respuesta a las amenazas.

El maltrato es el principal factor de riesgo de enfermedad mental y de adicciones que se ha relacionado con prevalencia de problemas de conducta y delincuencia debidas a conducta antisocial.

El maltrato infantil altera las trayectorias del desarrollo cerebral afectando los sistemas sensoriales, la arquitectura de redes y de los circuitos involucrados en la detección de amenazas y la regulación emocional. Además altera la arquitectura de la red de autocontrol, que tiene centralizados tres de los nodos del hemisferio derecho: las cortezas cingular anterior dorsal e insular anterior, y el precúneo. El maltrato cambia la configuración de la red.

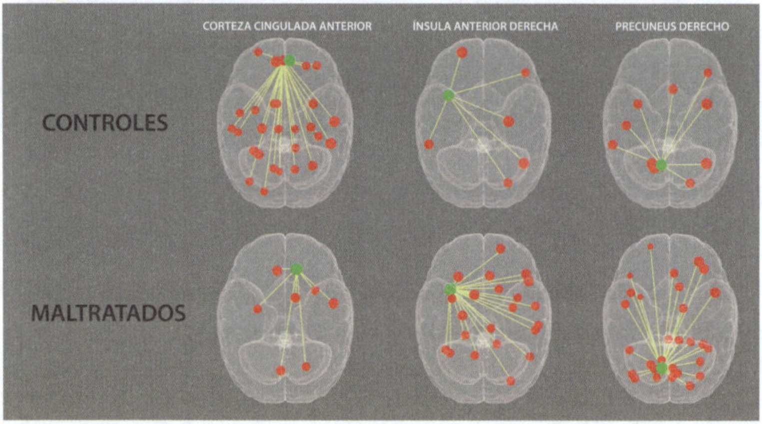

Las alteraciones de los tres nodos de la red de autocontrol desacoplan la regulación emocional, la atención y la cognición social.

El nodo corteza cingular anterior dorsal, conecta con el sistema de recompensa a través de la vía de la amígdala que evalúa emocionalmente el estímulo, y del hipocampo que aporta lo aprendido en experiencias emocionales anteriores. De esta forma se integra la regulación emocional en el conjunto del autocontrol.

Se comprueba que la ínsula anterior derecha tiene más conexiones directas con otras áreas en las personas que han sufrido maltrato que en las personas no maltratadas, y lo mismo ocurre con las conexiones desde el precúneo de la derecha. Estas tres regiones participan en la regulación emocional, la atención y cognición social.

Las alteraciones coinciden, en gran medida, con las observadas en sujetos agresivos y violentos. Se considera que constituyen la base neurobiológica del llamado 'ciclo de la violencia' relacionada con la falta de autocontrol de los impulsos. Efectivamente, existe un paralelismo entre ambos patrones de actividad.

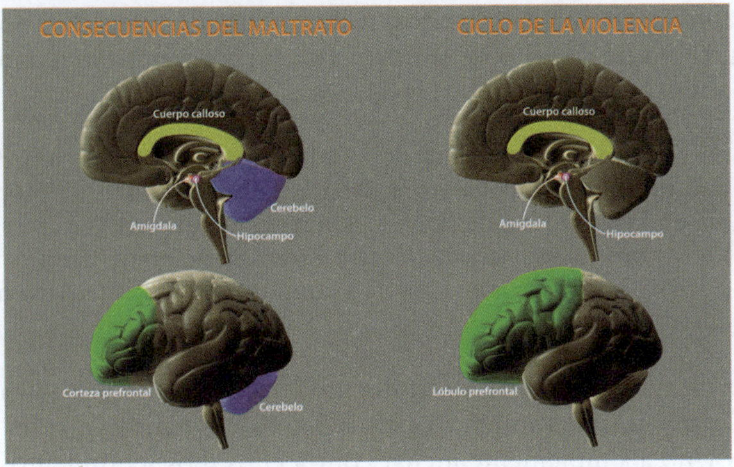

En ambos casos ocurre un menor volumen del hipocampo, menor el metabolismo del cuerpo calloso y cerebelo, e se produce una hiperestimulación de la amígdala debido a la carencia del control del lóbulo prefrontal.

En resumen, el cerebro social de las relaciones interpersonales y los afectos queda desconfigurado por el abandono, maltrato, o abuso en la infancia, de forma que de adultos estas personas presentan una activación permanente del ciclo cerebral de la violencia.

La soledad en el mundo virtual se procesa como maltrato

Cada vez va siendo más frecuente que los pequeños no se comuniquen con sus padres y/o cuidadores, que aparecen literalmente sumergidos en sus móviles, en sus dificultades de trabajo, o en las incomprensiones con su pareja. Esto se da sin necesidad de que exista abandono o malos tratos físicos, hechos que serían, por otra parte, fácilmente detectables en la mayoría de los casos.

Desde muy pequeños, no solo necesitan cuidados materiales sino personas con la disposición de comunicarse con ellos. A menudo, el fracaso en la búsqueda innata de contacto y de interacción les lleva a reprimir la expresión de sus emociones y sentimientos y la represión que también se somatiza. A veces incluso buscan interpretar esa soledad, menosprecio, o falta de aprecio de forma positiva en un intento de sufrir menos y en general viven sometidos a tener que silenciar sus vivencias.

> La capacidad de rebeldía de la adolescencia, la aparición de la amistad que comparte experiencias, la oportunidad de monitores en el grupo de deportes o aficiones comunes, de tutores en los centros de enseñanza, entre otras situaciones, permite que puedan establecer poco a poco comunicaciones interpersonales auténticas.

Se presenta entonces la oportunidad de sacar hacia fuera, y en su totalidad, esos sentimientos negativos y de aprender a vivir con ellos y no a simplemente luchar contra ellos. Los sentimientos comunicados se transforman en referencias de la propia historia. Vale la pena prestar atención a las señales, a las formas concretas de rebeldía y rechazo que constituye el lenguaje en que se manifiesta su dolor oculto, sepultado en el inconsciente.

Para conectarlos a la vida real se necesita comprenderlos y es imprescindible que se sientan escuchados.

El enamoramiento, un afecto que tiende a la fusión

El cerebro de los afectos sexuados

Por efecto de las hormonas sexuales tras la pubertad, el cerebro se hace receptivo a los estímulos sexuales, estímulos que son diferentes en ellos y ellas, como también lo son las respuestas.

El enamoramiento, o amor romántico, un afecto dirigido a una única persona, excluyente, intenso y en cierta medida involuntario, es un vínculo de apego, de amor y de deseo de unión fuerte y arraigado, con un componente de impulso erótico, que ata a los enamorados. Es universal y, sin embargo, se vive de mil formas diferentes.

El establecimiento del vínculo afectivo-cognitivo del amor romántico requiere la perfecta sincronización de la activación de conexiones de neuronas del sistema de recompensa y motivación con la desconexión de áreas asociadas con el juicio y las emociones negativas.

La idea popular afirma que el enamoramiento es una etapa de obnubilación que debe dar paso a la claridad del amor. En un primer momento el estar fuera de sí, con el pensamiento en el otro y descentrado de sí mismo, requiere el silenciamiento del juicio crítico. La sentencia que dice el "amor es ciego" expresa la realidad de que el vínculo que se establece suspende la visión de los defectos, puesto que tiende a no distinguir entre el yo y el otro.

Si da paso al amor, la confianza en el otro deja de ser ceguera para ser comprensión y aceptación del otro tal y como es. Es apoyo incondicional. Estar enamorado de una persona no es igual que amar a esa persona, aunque se desee al otro en ambos casos. En efecto, el deseo del enamorado es pasivo: significa descubrir que la otra persona le es necesaria para poder recibir un bien que no posee. El enamoramiento tiene el carácter de un acontecimiento en forma de encuentro con una persona a la que se quiere y que, al mismo tiempo, se le necesita.

Por su parte, el amor es activo y esforzado: para recibir amor también hay que dar amor, darse a sí mismo existencialmente. Esa donación de sí mismo implica siempre salir de si y ponerse en el lugar del otro. Es una afirmación de la otra persona que no es nunca una amenaza para la propia persona.

> Quien no se posee a sí mismo o no se acepta adecuadamente no puede donarse, no puede amar. De ahí, que el adolescente necesite tiempo y tenga que de ir paso a paso para adentrarse en el mundo de la afectividad ligada a la dimensión sexuada del hombre.

La red neuronal que procesa por doble vía el enamoramiento

El enamoramiento requiere, por un lado, la fuerza atrayente de la activación de la vía de recompensa emocional a través de la *dopamina*, conocida como la "hormona de la felicidad". Por otro, superar las distancias personales al desactivar la desconfianza, para lo que utiliza el neurotransmisor positivo en las relaciones sociales, la *oxitocina*, con frecuencia denominada "hormona de la confianza".

En esta vía de atracción, generalmente, la vista desempeña un papel importante además de la voz, o el intelecto. Por ello para analizar el procesamiento los científicos han aprovechado la emoción placentera que despierta en una persona enamorada al ver el rostro de la que ama.

Una breve mirada a una cara proporciona una gran cantidad de información sobre la identidad de una persona, el estado emocional, el sexo, la edad, el atractivo, y otras señales importantes para la comunicación social. De hecho, los estímulos de los sentidos juegan un papel primordial porque en definitiva el cuerpo, los gestos, la mirada, la forma de moverse, la entonación de la voz, etc. manifiestan y describen a cada persona. Atrae el encanto de una persona.

En los varones los estímulos visuales eróticos desempeñan el principal papel. Por ello, la atracción por la belleza –especialmente de las mujeres– es importante en el intercambio social orientado a la capacidad de establecer una relación de pareja.

Esto se ha puesto de manifiesto en un estudio realizado en una muestra de 266 jóvenes españolas, en el que varios rasgos faciales –la simetría, los rasgos comunes promedio de la población, el dimorfismo sexual y la madurez facial– se han descrito como indicadores confiables del atractivo. Para tener una referencia como control se atendió tanto a la autoevaluación realizada por las participantes como a la calificación por parte de los varones.

Destacan dos resultados: el parámetro simetría bilateral –que es un indicador de la estabilidad del desarrollo, y que por tanto señalaría fertilidad y salud–, es estimado como atractivo con una intensidad similar por parte de todos, tanto ellas como ellos. Los rasgos juveniles afectan a la valoración de los hombres más que los rasgos de feminidad, probablemente porque aportan información confiable sobre la madurez sexual y fertilidad.

Los estímulos visuales se procesan en el área visual que los transmite al área específica para los rostros situada en la corteza occipital-temporal. La medida del atractivo de los rostros tiene como correlato neuronal, la región orbitofrontal, asociada a la experiencia de la belleza. Se activa la ínsula izquierda que se correlaciona con el atractivo de los rostros, especialmente en su región media que evoca sensaciones agradables del tacto, un componente sensorial-emotivo crucial en este vínculo.

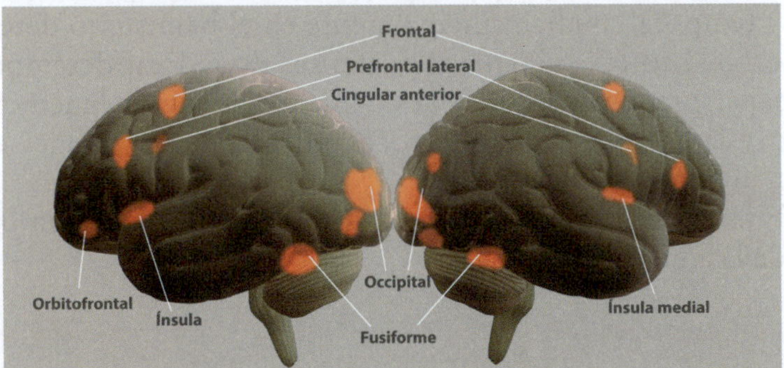

Activación de áreas implicadas en el procesamiento del estímulo visual.

Los estímulos que proceden de la persona amada alimentan el sentimiento y constituyen la vía de acercamiento. La corteza cingulada, reconoce los sentimientos hacia los demás y ajusta las respuestas.

Este tipo de sentimientos se procesan de forma distinta, según el sexo. En las mujeres se activa la parte ventral de la corteza cingulada anterior –sugiriendo un posible vínculo con los sentimientos de empatía–, mientras en los varones es intensa la activación de la corteza cingulada anterior dorsal, que está implicada en el procesamiento tanto de la exclusión social, como en las experiencias placenteras tales como el contacto físico. Junto a las zonas de la corteza prefrontal, la zona parietal-temporal y los polos temporales aportan la capacidad de detectar las emociones e intenciones tanto propias como las de otras personas. Reflejan el interés por conocer la intención positiva de vinculación interpersonal.

Pues bien, la segunda vía se dirige a eliminar distancias. Tras el impulso emocional del inicio, se ponen en marcha los circuitos cerebrales de la confianza para consolidar el vínculo amoroso. Se provoca para ello la desactivación de una serie de áreas que crean distancias y que se activan en estados depresivos, o de tristeza.

Así se desconectan la corteza prefrontal medial, parietal inferior y temporal media principalmente en el hemisferio derecho, así como la corteza cingulada posterior. Estas áreas desempeñan un papel predominante en la cognición, atención, memoria a corto y largo plazo y en el procesamiento de emociones especialmente las negativas.

Esta desconexión es regulada y procesada por la región posterior de la amígdala derecha.

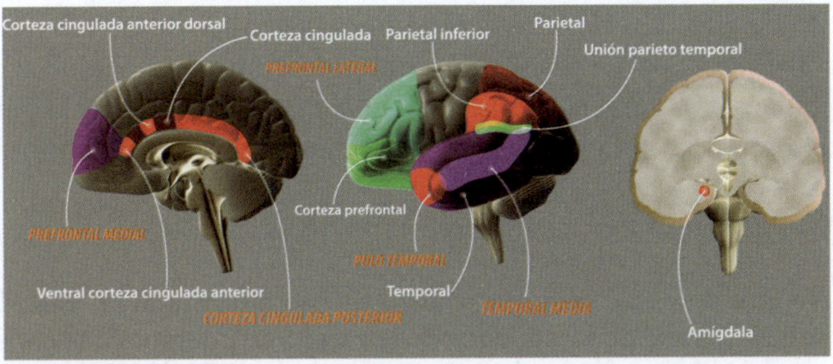

El procesamiento de la emoción positiva que se despierta cuando una persona ve la fotografía de quién está enamorada supone activación e inhibición (áreas nominadas en color naranja) simultánea de diversas áreas.

El componente erótico, deseo sexual, presente en el enamoramiento

El procesamiento del estímulo placentero –visual en el varón y fundamentalmente táctil en la mujer– supone la activación de las áreas productoras de la *dopamina* que pasan la información a la corteza, a través del núcleo *accumbens*, que se así convierte en el "punto caliente" hedónico del cerebro.

La *dopamina* activa el hipotálamo, donde se sitúan los núcleos del cerebro sexual, y el hipocampo que guarda la memoria emocional.

El deseo sexual, la atracción, se experimenta a menudo como una fuerza poderosa, que en la etapa adolescente requiere buena dosis de autocontrol. La condición sexuada de las personas es importante ya que en la identidad personal ha de estar integrada la identidad sexual: tarea personalísima que se completa en la adolescencia.

Sin embargo, hay conceptos en fuerte conflicto en la cultura actual que les dificulta la tarea. Por una parte, y por la influencia de Freud, no dar rienda suelta a los deseos sexuales aparece como una represión patológica. Por otra parte, se suma que hay gente que quiere mantener nuestro instinto sexual inflamado para sacar dinero de ello. Un bombardeo de propaganda se dirige a hacernos percibir que tales deseos son tan naturales, tan sanos y tan razonables que es casi perverso resistirse a ellos: se llega a asociar la permisividad sexual con la salud, la normalidad, la franqueza espontánea y la felicidad.

Sin embargo, resistirse libremente no es represión.

> Reprimido es un término técnico que se refiere a algo relegado al subconsciente de forma que puede presentarse después a la conciencia solo de un modo disfrazado e irreconocible. Cuando se pone resistencia conscientemente no hay peligro de represión.

Por ello, el psicoanálisis se encarga de hacer desaparecer los sentimientos anormales, para que pueda realmente elegir, liberado de los encierros en los automatismos de los deseos naturales.

Liberación del encierro en los automatismos biológicos vs libertad sexual

La propaganda a favor de la libertad sexual es tan omnipresente, tan machacona y reiterativa, que se hace necesario plantearse algo tan simple como volver a pensar por qué los veterinarios no son médicos, ni los médicos veterinarios.

La razón es bien sencilla: la biología humana no es zoología sino el nivel biológico de un sujeto libre. En el hombre los "hechos biológicos" tienen un sentido humano del que si se prescindiera no sería posible ni la autorrealización, ni la felicidad.

La zoología enseña que los instintos animales no van más allá de cumplir su finalidad en función de la supervivencia de la especie. Los animales comen si tienen en presente la comida y tienen hambre. No se envenenan ni indigestan porque "saben" lo que les corresponden como individuos de su especie.

Los hombres no tienen resuelto el tema: comen de todo, y puesto que la naturaleza no les ha dado resuelto tener una buena fuerza masticadora lo han solucionado desde antiguo con el arte culinario. Pueden comer todo lo que desean, aunque hasta un cierto límite: pueden comer por dos pero no por veinte.

A cambio de la débil musculatura masticadora –perdimos en el proceso evolutivo uno de los genes que forman ese musculo–, podemos sonreír y poseer así un gesto humano importantísimo para relacionarnos con los demás. Liberados, como personas, del encierro en el automatismo de satisfacer el hambre, ampliamos la necesidad biológica a hospitalidad, celebración de fiestas o reclamación de justicia por huelga de hambre...

En los animales el instinto sexual presente solo en la época de celo –perfectamente acoplado a la época fértil de la hembra– es un automatismo que le deja encerrado en la necesidad de reproducirse para garantizar la supervivencia de la especie. Los hombres están liberados del encierro en el automatismo del deseo sexual:

1) No existe una época de celo con exclusividad para su satisfacción; conocemos racionalmente la época fértil de una mujer, y no nos orientan unos meros desencadenantes externos como la temperatura del ambiente, o los olores que desprende.
2) La vida de la mujer se prolonga en el tiempo mucho más allá de la terminación de la época fértil a diferencia de las hembras animales. Es lógico que la naturaleza no haya encontrado razones para mantener una hembra que ya cumplió con la especie, porque no las hay. La hembra animal no tiene fines propios que cumplir.
3) Para las mujeres y los varones trasmitir la vida es un proyecto personal gracias a que la sexualidad es una condición de la persona y no mera biología. El deseo no es un mero instinto. El amor sexuado es una relación interpersonal, que al poder convertir a los sujetos implicados en progenitores, se dirige a la formación de relaciones duraderas, que permitan tanto sostenerse mutuamente como la crianza y educación de los hijos.

En una sociedad en que las visiones culturales y las ideologías están en conflicto sobre la atracción, la orientación y la identidad sexual, se le hace confuso al adolescente reconocer qué es lo que percibe en sus deseos sexuales. Puede ser importante que sepan que sí está en su mano comprenderlo y así comprenderse. Lo trataremos después. Volvamos a las características del vínculo de apego del amor romántico.

Un vínculo universal vivido de formas diferentes

La diferente dinámica en ellos y ellas

En la adolescencia son diferentes, según el sexo, los impulsos y las prioridades afectivas. Las chicas se hacen muy sensibles a las emociones de aprobación o rechazo y su prioridad está en relacionarse socialmente, agradar y gustar. En los chicos hay en esa etapa poco interés por el trato social y sus prioridades se centran en el deporte y el sexo.

Tanto la estructura del cerebro sexual como los estímulos y actividad sexual tiene una dinámica propia y específica del hombre y de la mujer. El vínculo de apego de los enamorados requiere neurohormonas producidas por el hipotálamo, que actúan sobre los centros del procesamiento sexual. La conducta de vinculación está regulada por estas neurohormonas que difieren en varones y mujeres. El cerebro masculino emplea la *vasopresina* para la vinculación social y familiar, mientras que el cerebro femenino usa primordialmente la *oxitocina* y los estrógenos.

Ambos nueropeptidos, vasopresina y oxitocina, aumentan los niveles de *dopamina.*

En las chicas el nivel de *oxitocina* aumenta con el contacto físico y con la vivencia de sentirse mirada, y con ello se dispara el aumento de confianza y la pérdida de enjuiciamiento del otro. Las adolescentes esencialmente buscan afecto; domina en ellas la empatía emocional por lo que responden con reciprocidad a la confianza.

También, se fían demasiado pronto y con frecuencia desconocen la autenticidad de los sentimientos del otro y sus intenciones. Por eso son susceptibles de ser seducidas con caricias.

En los hombres los estímulos visuales liberan la *vasopresina*, que facilita la empatía y aumenta la detección de estímulos eróticos. La testosterona incentiva la energía, la atención y el empuje de la *vasopresina*.

En la relación sexual ambos producen *oxitocina*, que fortalece el vínculo de apego y hace de ella es una relación interpersonal hecha para durar.

El cerebro sexual está circunscrito a una parte muy pequeña del cerebro: a algunos núcleos del hipotálamo.

Los estímulos eróticos activan estos núcleos de neuronas que se distribuyen en varones y mujeres de forma desigual a lo largo del eje rostral-caudal del hipotálamo. En las mujeres los núcleos activables en la experiencia placentera sexual ocupan posiciones frontales anteriores, más rostrales, que en los varones, en los que los núcleos hipotalámicos están situados hacia la zona caudal, posterior.

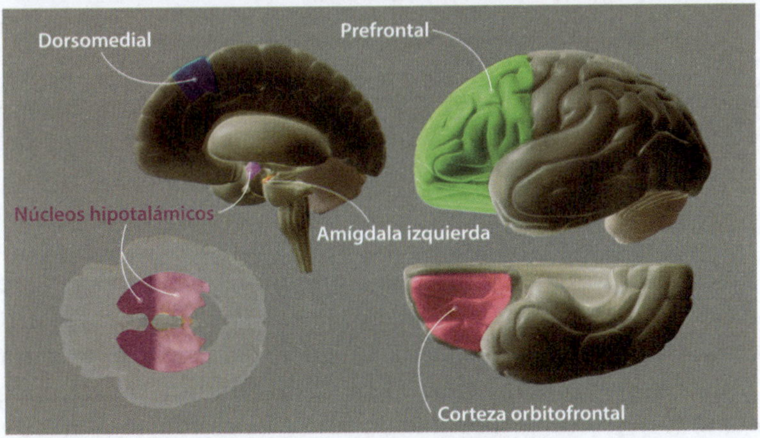

Los núcleos hipotalámicos femeninos (morado) están situados en la región más rostral del hipotálamo, mientras que los de los varones (malva) ocupan posiciones más caudales.

La conducta sexual se controla mediante las conexiones con la corteza orbitofrontal y prefrontal. Por ello, el control es más intenso en las mujeres debido a la mayor conexión de los núcleos hipotalámicos con la región prefrontal.

Las neuronas de estos núcleos hipotalámicos establecen conexiones específicas con las neuronas de diversos centros que participan en el procesamiento emocional de la recompensa-placer, y de los sentimientos y afectos propios del amor sexuado. La fuerza del deseo y la atracción despertada por los estímulos, está influida por las emociones y por la motivación.

La respuesta está más influenciada por el grado de erotismo del estímulo en los hombres que en las mujeres. Se debe a que la *vasopresina* aumenta la detección de estímulos eróticos y regula las conexiones de la amígdala con la región bajo el giro de la corteza cingulada anterior, que queda disminuida en su función de inhibir y frenar los impulsos. El autocontrol es así más pobre que el de las chicas.

La diferente respuesta a la infidelidad

Hombres y mujeres viven los celos de forma diferente. En un estudio realizado con varones y mujeres, se observaba las respuestas cerebrales mientras les leían a unos y a otras frases que despertaban sentimientos de celos. El cerebro respondía de modo distinto según el sexo.

En los varones se activaron las áreas relacionadas con conductas agresivas y sexuales. Ante una situación de peligro para la relación por la aparición de un tercero, la *vasopresina* genera el efecto opuesto a la *oxitocina*: conecta la amígdala derecha. En los varones la rotura de la confianza eleva el nivel de dihidrotestosterona que fomenta el deseo de confrontación física. La conducta aparece violenta especialmente si la despierta la infidelidad sexual de su pareja.

A diferencia, en las mujeres se activaron las neuronas del surco temporal superior, implicado en la percepción social. El peligro de ser desplazada emocionalmente provoca una reacción de inseguridad más intensa en ellas que en los varones. Posiblemente la *oxitocina* pudiera facilitar una mayor tolerancia espontánea por la traición sexual.

La calidad del vínculo es personal y siempre es necesario alimentarlo con la confianza en el otro.

Es diferente la atracción hacia una persona que quererla

Un interesante estudio de neuroimagen llevado a cabo con estudiantes chinos que se declararon muy enamorados y provenientes unos de un contexto cultural tradicional y otros de uno occidentalizado, ha puesto de manifiesto en primer lugar que son universales las bases biológicas del enamoramiento en las primeras etapas de un amor romántico intenso.

Sin embargo, los orientales, por muy enamorados que estén, sopesan la relación con más cuidado, y toman en cuenta los aspectos negativos de la otra persona más fácilmente que los occidentales. Los orientales tradicionales, para los que la elección de pareja corre a cuenta de los padres, se enamoran queriendo a la persona con sus defectos, aunque les guste moderadamente. Los occidentalizados se dejan llevar mucho más intensamente por el que le guste y le atraiga arrebatadoramente.

Pues bien este estudio ha permitido conocer que el "gustar" y el "querer" se procesan de forma separada en el cerebro. La emoción positiva de la atracción física hacia la otra persona, el que le guste, se correlaciona con la activación de la región izquierda del sistema de recompensa; recordemos que la amígdala izquierda evalúa las emociones positivas. Mientras que la recompensa emocional del querer a la otra persona se asocia con la activación de la región derecha en los orientales tradicionales, con menor capacidad de "ceguera", lo que les permite integrar también los aspectos que suscitan emociones menos positivas y negativas, que se evalúan en la amígdala derecha.

Querer a una persona supone que le "guste" a pesar de sus defectos: aceptarla con sus defectos.

Configuración de la identidad personal-sexual en la adolescencia

Tomo del psiquiatra Aquilino Polaino la idea de que el proceso configurador de la identidad sexual y personal tiene etapas que se dan paso unas a otras como en una "carrera de relevos". En la adolescencia el proceso depende menos de la genética y la imagen corporal, y más del propio sujeto y de factores socioculturales. Por ello, esta dificultado actualmente.

En un ambiente:

- erotizado, tras la llamada revolución sexual y liberación sexual de la mujer interpretada como una consecuencia de la liberación de la maternidad gracias a la contracepción,
- con el permisivismo consecuencia de esa revolución y
- el adelanto de la pubertad,

los adolescentes han de superar la fase de asunción de su identidad sexual-personal con poca maduración del autocontrol.

Sexo psicológico

En la infancia la identificación con el género femenino o masculino se aprende por imitación de los modelos. Con la pubertad, el sexo psicológico pasa a ser asumido por convicción íntima y además debe ser reconfirmado.

Sin embargo, algunas circunstancias pueden interferir en este proceso. En primer lugar las experiencias sexuales precoces inmaduras y erróneamente planteadas –tan frecuentes entre los adolescentes hoy día– fracturan la identidad sexual, con lo que el sexo psicológico, ya conquistado, sufre alteraciones que pueden llegar a ser patológicas. Estas experiencias, facilitadas por la permisividad de los adultos, se reducen a un cierto desahogo instintivo y generan una banalización del profundo significado humano del amor sexuado.

En la adolescencia las sensaciones sexuales generalmente irrumpen con fuerza y constancia y es fácil la confusión entre el deseo, el afecto interior y el amor autentico. Muchos de ellos necesitan más bien ternura que relaciones físicas. Les falta alguien a quien amar, justamente coincidiendo con el despertar de sus anhelos profundos de altruismo. Dar rienda suelta a sus impulsos supone una alta probabilidad de equivocarse y sufrir por ello.

La inmadurez tiene diferentes efectos en cada uno. Ellas acceden generalmente a la relación sin sentir un verdadero placer sino por la satisfacción de sentirse elegidas, queridas y preferidas. Para muchas adolescentes, ser consideradas solo por su sexo y por tanto intercambiables por otra les baja enormemente su autoestima y no alcanzan a comprender el valor de su feminidad. En ellos el deseo sexual no es directamente proporcional a la cantidad y calidad del amor que sienten. A diferencia de las chicas, el chico puede sentir un intenso deseo sin implicaciones afectivas.

En la primera experiencia de iniciación, el chico tiene que demostrarse y demostrar su capacidad viril; las condiciones en que se realiza generalmente facilitan un "fracaso" con el que vuelven los fantasmas de las dudas y de los posibles complejos. Para la chica tiene un valor simbólico añadido, inconsciente pero muy fuerte, porque va asociado a la modificación física concreta e irreversible de su cuerpo que le capacita para engendrar. Es una realidad que ella no puede olvidar y que le trae consigo el fantasma del embarazo y los miedos a los sistemas de evitarlo o deshacerlo después. Obviamente ese mundo interior está muy lejos de procurarle felicidad.

Una relación de ese calado humano requiere la existencia de un amor profundo y probado que les capacite para fiarse el uno del otro. Especialmente ellas han de poder creer que en la unión de los cuerpos personales se hace la experiencia de la confianza más profunda.

Los roles sexuales

Un mal entendido feminismo ha impulsado un cambio en los roles sexuales. La conquista de la igualdad ha exigido a las mujeres hacerse al mundo social y laboral, un espacio exclusivamente masculino hasta muy recientemente. En cierta medida, por esa dinámica, las mujeres en general están queriendo desempeñar el mismo papel del varón también en la conducta sexual.

Las formas de llamar la atención visual del varón y el "desparpajo" con que ellas toman la iniciativa se interpretan por parte de ellos como deseo y disponibilidad sexual que son el reflejo de su propia dinámica sexual.

Lejos de ser los roles sexuales meras "opciones" conquistadas a los tabús sociales hay al menos una causa fisiológica, que hace que no sean algo elegible libremente. El desconocimiento o la negación de tal realidad tienen consecuencias en la identidad sexual de ambos.

En efecto, los roles sexuados no son indiferentes: solo un cuerpo de mujer puede ser fecundado en su interior, gestar y ejercer la lactancia. Solo un cuerpo de varón puede engendrar en el interior del cuerpo de una mujer. Es un imperativo de la naturaleza de una terquedad tan absoluta que configura la dinámica masculina y femenina del deseo de unión corporal.

Esa misma realidad del cuerpo de la mujer aporta una fuerza mayor en la génesis de la identidad femenina, mientras que al hombre le es más fácil perderse.

Por último, el acceso a todo tipo de pornografía facilita que los adolescentes vivir, a menudo "virtualmente", experiencias de erotismo descarnado totalmente distanciado del núcleo procreativo y, por tanto, experiencias desconfigurantes de la identidad sexual.

No podemos olvidar que toda experiencia, vivencia, elección o decisión deja huella en el cerebro, especialmente en un cerebro de adolescente que está en vía de maduración. La práctica modifica las conexiones cerebrales y puede transformar los estímulos sexuales en automatismos que roben libertad.

La conducta sexual libremente elegida

La llamada libertad sexual supone la elección de comportamientos al dar preferencia a determinados estímulos sexuales a los que se confían las propias respuestas. La sexualidad se va modulando de forma que se autodetermina en una dirección. Este proceso es en cierta medida poco reversible, ya que se automatizan y consolidad unas pautas de conducta.

Una sexualidad "libremente elegida" no se refiere a la utopía de que la persona humana sea libre respecto a su determinación sexual de manera que escoja el sexo biológico y corporal. Tampoco al "probatismo" que se convierte en adicción porque se acaba atado a estímulos concretos. Incluso si la relación no tiene intención de compromiso, se crean de hecho ataduras, lazos cuya rotura hace daño.

Como en todo lo libremente elegido la persona tiene que asumir su cuota de responsabilidad.

Concluimos ya, las neurociencias nos permiten hoy vislumbrar el mundo de las relaciones afectivas humanas de las que en gran medida depende la felicidad.

El cerebro "social" que procesa las relaciones interpersonales incluye el "cerebro enamorado". Un afecto que lleva consigo un vínculo de apego entre dos personas con un componente erótico propio de este sentimiento. Incluye también el cerebro sexual o "cerebro emparejado", que procesa el estímulo erótico que despierta el deseo sexual.

Como todo vínculo emocional se construyen siguiendo dos vías: activación y desarrollo del sistema de recompensa y placer y silenciamiento del enjuiciamiento negativo del otro. El enamoramiento no pasajero, se experimenta como satisfacción por la calidad y estabilidad de la relación, lo que es en principio una búsqueda de conocer al otro, previa a contraer un compromiso definitivo.

Sin embargo, permanecer enamorado y amar requiere los circuitos cerebrales de vinculación personal y la memoria emocional. Cuando este proceso se desarrolla se necesita menor estímulo hormonal, por parte de la *oxitocina* –"hormona de la confianza"– y de la *dopamina* –"hormona de la felicidad y la motivación"– para sostener el vínculo emocional. Los sentimientos profundos y el amor incondicional han tomado el relevo a la emoción.

Después de leer lo escrito en este último capítulo, me asalta la duda de si el lector pudiera considerar mis afirmaciones como pretensión de dar recetas o consejos morales. No es mi intención. Solamente deseo compartir reflexiones inspiradas en el conocimiento neurobiológico de la condición sexuada de las personas, que a mí al menos me han ayudado a comprender mejor las dificultades añadidas con las que se encuentra el adolescente de hoy.

EPÍLOGO

En el año 2014 comencé una colección de libritos "Los secretos del cerebro". El primero, *El cerebro adolescente,* recogía once artículos que había publicado antes, con los primeros balbuceos de mi preocupación por las conductas de riesgo de algunos adolescentes.

Siguieron varios libros y una colección de vídeos del cerebro en 3D, a medida que se iba conociendo más la estructura funcional del cerebro y lo que aporta la herencia, el ambiente-educación y las propias vivencias, a la construcción de su arquitectura funcional.

Desde hace unos años se viene percibiendo un cierto temor en los padres a que sus hijos entren en esa "edad difícil". Tienen dudas acerca de qué hacer, muchas veces compartidas con los mismos educadores. El uso abusivo de los móviles, el acoso en las redes, la frecuencia de los trastornos psicológicos, el sentimiento de soledad, la ansiedad, las relaciones sexuales y sus consecuencias, etc., pesa incluso en ellos mismos.

También pesan los efectos de la desestructuración familiar en la que muchos crecen y la confusión de los roles sexuales –por la propaganda sociocultural que nos invade–, para que puedan establecer su identidad de género sin demasiadas dificultades.

Las adiciones ocupan un capítulo de especial relevancia en los temores de ese imaginario común. En 2018 la Organización Mundial de la Salud publica una nueva edición de la *Clasificación Internacional de Enfermedades* (CIE-11) en la que se incluye el "trastorno por videojuegos". Se refiere al uso de juegos digitales o videojuegos, dentro del epígrafe de "trastornos debidos a comportamientos adictivos". El patrón de comportamiento de juego "continuo o recurrente" se vincula por una parte a la falta de control en cuanto al inicio, la frecuencia, la intensidad, duración y el contexto en que se juega. Por otra, a la prioridad que se les otorga respecto a otras actividades esenciales, y a la escalada de la conducta adictiva a pesar de tener conciencia de las consecuencias negativas.

Ciertamente están creciendo en un ambiente dominado por las nuevas tecnologías, inexistentes para las generaciones anteriores. Sin embargo, hay al menos un par, o más, de cosas permanentes en la adolescencia. Es una etapa de maduración personal, dependiente del paso de los años, y marcada por las relaciones interpersonales. Es un hecho que todo deja huella en el cerebro, siempre y especialmente mientras se está terminando de configurar. Y, es un tozudo hecho que el ámbito de la sexualidad en todas las personas está configurado –desde que el hombre es hombre, es decir hace un par de millones de años– por un patrón que se resiste a la extinción.

He escrito este libro convencida de que un mejor cocimiento sobre el cerebro adolescente puede ayudarles a ellos y a sus familias, a los educadores y a la sociedad, a diferenciar bien qué son hoy conductas "típicas de la época", de las conductas atípicas –auténticos trastornos– y sus causas.

Una reflexión serena –para la que he reutilizado escritos anteriores y vídeos de la web www.lossecretosdelcerebro.com– pensando en las palancas naturales, con que cuentan los adolescentes de todas las épocas, para apoyarse y salir con provecho al mundo de los jóvenes-adultos.

Posiblemente, les debemos en justicia encontrar, trabajando con ellos, resortes nuevos que les faciliten convertirse en lo que desean ser.

No es una utopía. Siempre fue importante educar en libertad, aflojando poco a poco la cuerda. En ocasiones la seguridad se convirtió en el objetivo a perseguir. Pero hemos de reconocer que no hay nada más anti-vital que tratar de asegurar la buena conducta de un adolescente a base se recetas de conducta. Recetas detalladas y minuciosas, censuras y sanciones. Esos sistemas que sirvieron para dar personas en cierta medida inhibidas, son imposibles hoy. La rebelión por las normas es universal.

No sé decir si hoy educar en libertad es más fácil o más difícil que lo fue en otros tiempos. Sí, que es apasionante. El hombre es hombre aunque obviamente las circunstancias formen parte de la configuración de la vida. Por eso, algunos de los "secretos del cerebro" arrancados por la investigación de los neurocientíficos de hoy acerca de lo genuinamente humano, ofrecen una perspectiva para la reflexión.

Cito tres aspectos que hemos desarrollado a lo largo de este texto:

1) Lo cognitivo y lo emocional son inseparables.
2) La libertad es autodeterminación: dilatamos los tiempos frenando la excitación; así nos liberamos del encierro en un permanente presente y proyectamos como dueños nuestro futuro.
3) Solo la auto-posesión de sí mismo, el autocontrol, el señorío de los actos propios –liberados del encierro en los automatismos del mundo animal–permite la capacidad de darse y la capacidad de amar.

Recuerdo de la lectura de las obras de Romano Guardini –no aporto citas precisas– dos ideas que pueden centrar la reflexión. Una, que la personalidad del quién se autoposee es la afirmación del presente. Dos, esa personalidad es seguridad de pensamiento.

Es demasiado fácil, para que no se caiga con frecuencias en la tentación, encontrar cualquier cosa que deseemos conocer con un clic a Internet o Wikipedia. Esa práctica, útil para cuestiones que se resuelven con un dato, nos proporciona una cierta habilidad para repetir lugares comunes. Cuando lo mismo nos da una afirmación que su contraria, nuestro discurso se llena de referencias externas que tiene la vigencia coyuntural solo de lo políticamente correcto.

Este estilo es muy distorsionante de la personalidad porque induce una actitud de aparente seguridad y de juicios apodícticos sobre casi todo. Se requiere por tanto, una mayor dosis que nunca de tratar de enseñar a pensar con la propia razón usando la propia capacidad de conocer la realidad.

Para conocer la realidad hay que mirarla. Ahí, la buena literatura, el buen cine, el buen arte, la Naturaleza... tiene mucho que enseñar. La seguridad en el pensamiento se apoya en un contacto real con la realidad, sin huir de ella mirando para otro lado.

El sentido de la vida también se enseña. El presente se presenta a veces casi vacío, absurdo, lleno de injusticias y desequilibrios; y la cultura actual nos impulsa a vivir en la inmediatez. Sin embargo, estamos hechos para trabajar el presente; poseemos y podemos usar esa *memoria intemporal* que no guarda recuerdos sino nos permite traer al presente las riquezas humanas que queramos. Poner un freno a las prisas, para pensar en el hoy y como consecuencia en el mañana.

Afirmar el presente, aunque los hechos sean demasiado precarios, es encontrarles sentido para hoy y no solo para el futuro. Personas reales de hoy, de la historia y de la literatura ponen de manifiesto que quien sabe encontrar sentido, cierta plenitud de sentido al presente, se capacitan para promoverse y promover un futuro mejor.

Termino con la petición de mi sobrino nieto adolescente Pablo, al día siguiente en que habláramos de lo que yo estaba trabajando, «cuéntame otra vez lo que está pasando en mi cerebro».

BIBLIOGRAFÍA DIVULGATIVA

Capítulo 1

Deeg, J. (2017) El cerebro de un matemático. *Mente y Cerebro* 86, 60-64.

Epstein R. (2008) El mito del cerebro adolescente. *Mente y Cerebro* 32, 51–56.

Strahler, J. (2018) Las cualidades de la resiliencia. *Mente y Cerebro* 91, 24-29.

Strüber, N. (2018) Cómo se forja la personalidad. *Mente y Cerebro*, 89, 44- 51.

Reyna, V.F., Farley, F. (2007) El cerebro adolescente. *Mente y Cerebro* 26, 56-63.

Capítulo 2

Abbott, A. (2014) Objetivo: descifrar el cerebro. *Mente y Cerebro* 65, 52-57.

Gebhardt, U. (2014) La ofensiva cerebral. *Mente y Cerebro*, 65 44-51.

Oebel, R., Zimmermann, J. (2013) Tras las vías nerviosas de la sustancia blanca. *Mente y Cerebro* 62, 70-71.

Preissl, H, Schleger, F., Münssinger, J. (2014) Neuroimagenes fetales. *Mente y Cerebro* 66, 53-57.

Vicente, R., Mirasso, C. (2012) Cuando las neuronas sincronizan sus relojes. *Mente y Cerebro* 53, 62-71.

Capítulo 3

Ayan, S. (2016) Emociones bajo control. *Mente y Cerebro* 26, 26-36.

Döring, S.A. (2012) Emoción y razón. *Cuadernos MyC* 2, 4-7.

Frazzeto, G. (2014) ¿Qué significa sentir? *Mente y cerebro* 64, 42-46.

Grewal, D., Salovey, P. (2006) Inteligencia Emocional. *Mente y Cerebro* 16,10-20.

Herwig, U. (2011) Una mirada al interior. *Mente y Cerebro* 50, 8-13.

Mauss, I. (2006) Control de las emociones. *Mente y Cerebro* 19, 36-39.

Capítulo 4

Carbonell, X., Chamarro, A. (2011) Adicción a Internet. *Mente y Cerebro* 48, 45-46.

Echeburua, E. (2013) Adictos a las nuevas tecnologías. *Mente y Cerebro* 61, 26-31.

Lüscher, C. (2011) La trampa de la adicción. Mente y Cerebro 48, 26-31.

Trisha, G. (2010) Adictos a la Inanición. *Mente y Cerebro* 44, 70-77.

Vollmer, G. (2008) Adicción a la nicotina. *Mente y Cerebro* 28, 30-34.

Capítulo 5

Jaffard, R. (2010) El interés de memorizar. *Mente y Cerebro* 43, 66-70.

Knierim, J.A. (2008) Memoria cartográfica. *Mente y Cerebro* 30, 20-25.

Knierin, J.J. (2008) El auténtico fundamento del sentido de la identidad propia. *Mente y Cerebro* 30, 20-25.

Laroche, S. (2010) Formación y consolidación de los recuerdos. *Mente y Cerebro* 43, 71-77.

Viard, A. (2010) La memoria autobiográfica. *Mente y Cerebro* 43, 57- 62.

Capítulo 6

Ayan, S. (2018) Luces y sombras de la empatía. *Mente y Cerebro* 90, 30-35.

Ayan, S. (2018) La esencia del Yo. *Mente y Cerebro* 92, 30-39.

Fröhlich, C. (2018) Orígenes del autoconocimiento. *Mente y Cerebro* 92, 40-45.

Geliz, C. (2009) Fobia social. *Mente y Cerebro* 34, 68-73.

Williams K.D. (2014) El dolor de la exclusión. *Mente y Cerebro* 64,10-17.

Capítulo 7

Andresh, J. (2012) Entre la ira y el amor. *Mente y Cerebro* 56, 52-57.

Gaschler 2007 El descubrimiento del otro. *Mente y Cerebro* 23, 24-31.

Zak, P. J. (2010) Neurobiología de la confianza. *Mente y Cerebro* 40, 12-17.

PARA SABER MÁS

Capítulo 1

Bendesky, A., Bargmann, C.I. (2011) Genetic contributions to behavioral diversity at the gene environment interface. *Nat. Rev. Genet.* 12, 809–820.

Fjell, A.M., Westlye, L.T., Amlien, I., Tamnes, C.K., Grydeland. H. et al. (2015) High-expanding cortical regions in human development and evolution are related to higher intellectual abilities. *Cereb. Cortex* 25(1), 26–34.

Riccelli, R., Toschi, N., Nigro, S., Terracciano, A., Passamonti L. (2017) Surface-based morphometry reveals the neuroanatomical basis of the five-factor model of personality. *Social Cognitive and Affective Neuroscience* (version online, 1–14).

Teicher, M.H., Samson J.A., Anderson C.M., Ohashi, K. (2016) The effects of childhood maltreatment on brain structure, function and connectivity. *Nature* 17, 652-666.

van Wedeen, J., Rosene, D. L., Wang, R., Dai, G., Mortazavi, F., et al. (2012) The Geometric Structure of the Brain Fiber Pathways. *Science* 335, 1628-1634.

Capítulo 2

Bardin, J. (2012) Making connections. *Nature* 483, 394-396.

Blakemore S-J., Burnett S., Dah, R.E. (2010) The Role of Puberty in the Developing Adolescent Brain. *Human Brain Mapping* 31, 926–933.

Casey B.J. (2013) The teenage brain: an overview. *Current Directions in Psychological Science* 22, 80– 81.

Ingalhalikar, M., Smith, A., Parker, D., Satterthwaite, T.D., Elliott, M.A., et al. (2014) Sex differences in the structural connectome of the human brain. *Proc. Natl. Acad. Sci. USA* 111 (2), 823–828.

Paus T., Keshavan M., Giedd, J.M. (2008) Why do many psychiatric disorders emerge during adolescence? *Nat. Rev. Neurosci.* 9, 947-957.

Capítulo 3

Blanchette I., Caparos S. (2013) When emotions improve reasoning: the possible roles of relevance and utility. *Thinking and Reasoning* 19, 399–413.

Dapretto, M. (2011) Entering Adolescence: Resistance to Peer Influence, Risky Behavior, and Neural Changes in Emotion Reactivity. *Neuron* 69, 1029–1036.

Inzlicht, M., Bartholow, B.D., Hirsh, J.B (2015) Emotional foundations of cognitive control. *Trends in Cognitive Sciences* 19, 1212-1326

Lindquist K.A., Barrett L.F. (2012) A functional architecture of the human brain: emerging insights from the science of emotion. *Trends in Cognitive Sciences* 16, 533–540.

Pe, M.L., Raes, F., Kuppens P. (2013) The Cognitive Building Blocks of Emotion Regulation: Ability to Update Working Memory Moderates the Efficacy of Rumination and Reappraisal on Emotion. *PLoS ONE* 8(7): e69071.

Rodrigo, A.H., Di Domenico, S.I., Graves, B., et al. (2016) Linking trait-based phenotypes to prefrontal cortex activation during inhibitory control. *Social Cognitive and Affective Neuroscience* 11(1), 55–65.

Capítulo 4

Bierut, L.J. (2011) Genetic Vulnerability and Susceptibility to Substance Dependence. *Neuron* 69, 618-627.

Lin, F., Zhou, Y., Du, Y., Qin, L., Zhao, Z., Xu, J., Lei, H. (2012) Abnormal White Matter Integrity in Adolescents with Internet Addiction Disorder: A Tract-Based Spatial Statistics Study. *PLoS ONE*, 7, e30253.

Qiu, Y., Jiang, G., Su, H., Lu, X., Zhang, X., Tian, J., Zhuo, F. (2013) Progressive White Matter Microstructure Damage in Male Chronic Heroin Dependent Individuals: A DTI and TBSS Study. *PLoS ONE*, 8, e63212.

Volkow, N. D., Wang, G.J., Fowler, J.S., Tomasi, D., Telang, F. (2010) Addiction: Beyond dopamine reward circuitry. *Proc. Nat. Acad. Sci. USA* 108, 15037–15042.

Capítulo 5

Akers K.G., Martínez-Canabal A., Restivo L., Yiu A. De Cristofaro P., et al. (2014) Hippocampal Neurogenesis Regulates Forgetting During Adulthood and Infancy. *Science* 344, 598-603.

Dumontheil I., Gilbert H.B., Blakemore S.J. (2010) Development of the Selection and Manipulation of Self-Generated Thoughts in Adolescence. *The Journal of Neuroscience* 30, 7664–7671.

Gilbert D.T., Wilson T.D. (2007) Prospection: Experiencing the Future. *Science* 317, 351-1354.

Marklund L.A., Sikstrom P.S., Nilsson L.G. (2013) Reactivation in Working Memory: An Attractor Network Model of Free Recall. *PLoS ONE* 8, e73776. doi:10.1371/journal.pone.0073776

Talmi, D. (2013) Enhanced emotional memory: cognitive and neural mechanisms. *Curr. Dir. Psychol. Sci.* 22, 430–436.

Capítulo 6

Blakemore, S. (2008) The social brain in adolescence. *Nat. Rev. Neurosci.* 9, 267–277.

Blakemore, S., Ouden, H.D., Choudhury, S., Frith, C. (2007) Adolescent development of the neural circuitry for thinking about intentions. *Soc. Cogn. Affect. Neurosci.* 2, 130–139.
Haas, B.W., Brook, M., Remillard, L., Ishak, A., Anderson, I.W., Filkowski, M.M. (2015) I Know How You Feel: The Warm-Altruistic Personality Profile and the Empathic Brain. *PLoS ONE* 10(3): e0120639.
Lockwood PL, Seara-Cardoso A, Viding E (2014) Emotion Regulation Moderates the Association between Empathy and Prosocial Behavior. *PLoS ONE* 9(5): e96555.
Pfeifer, J. H., Masten, CL., Moore, W.E. Oswald, T. M. Mazziotta, J.C. (2016) Social Context Modulates Facial Imitation of Children's Emotional Expressions. *PLoS ONE* 11 (12): e0167991.

Capítulo 7

Bartels, A., Zeki, S. (2000) Neural basis of romantic love. *Neuroreport* 11, 3829–3834.
Hamann, S., Herman, R.A., Nolan, C.L., Wallen, K. (2004) Men and women differ in amygdala response to visual sexual stimuli. *Nat Neurosci.* 7, 411–416.
Kawabata H, Zeki S (2008) The Neural Correlates of Desire. *PLoS ONE* 3(8): e3027.
Rohr, C.S., Okon-Singer, H., Craddock, R.C., Villringer, A., Margulies, D.S. (2013) Affect and the Brain's Functional Organization: A Resting-State Connectivity Approach. *PLoS ONE* 8(7): e68015.
Tavares, R.M., Mendelsohn, A., Grossman, Y., Williams, C.H., Shapiro, M., et al (2015) A Map for Social Navigation in the Human Brain. *Neuron* 87, 231–243.
Zeki, S., Romaya, J.P. (2008) Neural Correlates of Hate. *PLoS ONE* 3(10): e3556.

Este libro, publicado por
Ediciones Rialp, S. A.,
Colombia, 63, 28016 Madrid,
se terminó de imprimir en
Anzos, S. L. Fuenlabrada (Madrid),
el día 17 de mayo de 2019.